BEAUTÉ NATURELLE ZÉRO BLABLA

AU PROGRAMME

PRÉPAREZ-VOUS !

LE BON ÉQUIPEMENT

Ustensiles : voici la base
de la base à avoir.

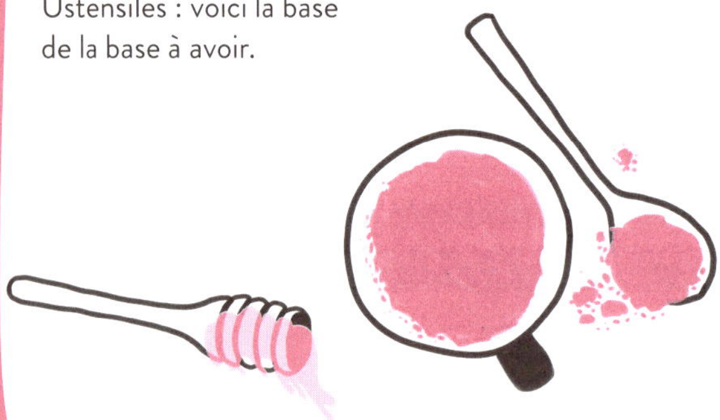

DÉCOUVREZ LE POUVOIR DES HUILES ESSENTIELLES :

Le top 27 !

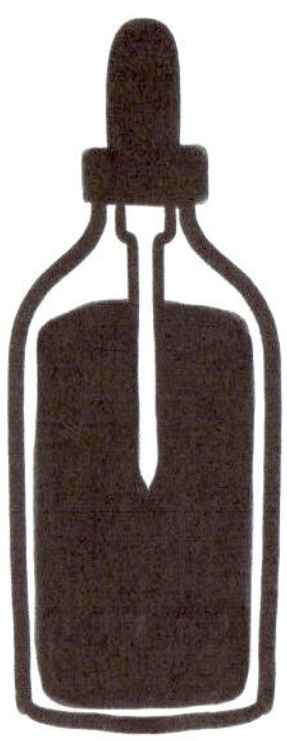

Savez-vous qu'il y a dans votre cuisine de merveilleux ingrédients beauté ?

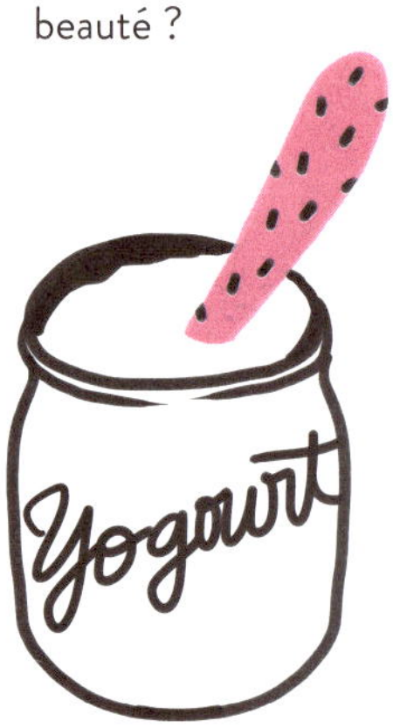

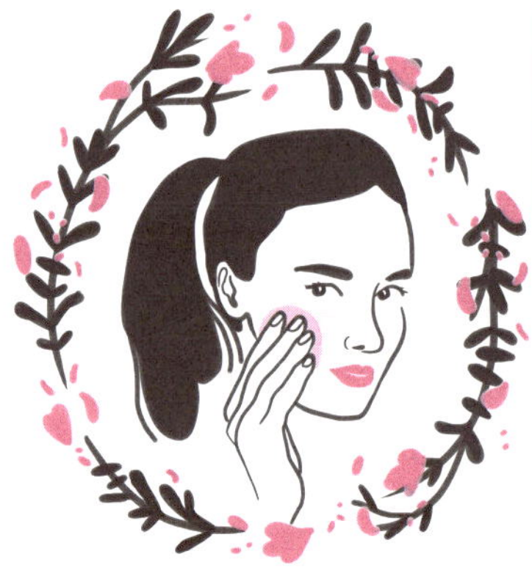

LA BEAUTÉ NATURELLE

Ce n'est pas avoir des tonnes de produits, divers et variés, vite périmés, pour remplacer la cosméto chimique.
C'est avoir vos quelques favoris, faits pour vous !

LE BON ÉQUIPEMENT

LES INCONTOURNABLES À AVOIR À LA MAISON

Ce qui est magique avec les cosmétiques faits maison, c'est que 100 % des ingrédients sont des actifs. Exit l'eau toute simple ou les bases minérales dérivées du pétrole (comme la paraffine...) qui n'apportent rien de bon à notre peau ! Ici, tout fait du bien, tout est efficace !

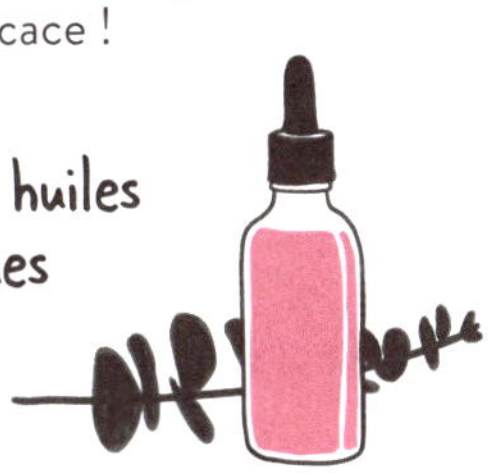

→ 1 ou 2 bonnes huiles végétales cosmétiques

Vous les sélectionnerez dans ce livre en fonction de votre nature de peau et de vos besoins. Sachez qu'elles sont fragiles et s'oxydent vite. Il est donc important de les conserver au frigo, à l'abri de la lumière et dans un flacon en verre dans lequel il y a peu d'air, car plus il y a d'air dans la bouteille plus elles rancissent. Comment savoir qu'une huile est rance ? En respirant son odeur ou si vous êtes écœuré de la mettre dans votre bouche... Si elle sent mauvais ou que vous êtes dégoûtée, c'est qu'elle n'est plus bonne à être mise sur la peau !

CONSEIL

Je vous déconseille vivement d'en avoir plus de 2 ou 3 en même temps à la maison. Certaines se conservent longtemps sous forme de capsules.

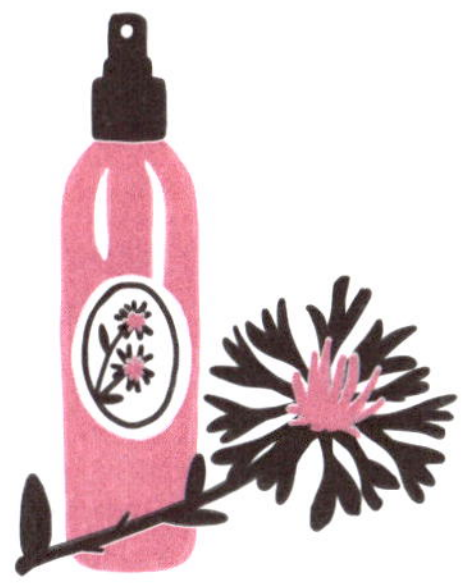

→ 1 ou 2 eaux florales

Indispensables, car elles vont constituer la base aqueuse de toutes vos recettes. Comme pour les huiles, on les conserve au frigo, et maximum entre 6 mois et un an.

CONSEIL

Pour vous les procurer moins cher, de haute qualité et passer une journée fabuleuse... rendez-vous chez un distillateur d'huiles essentielles ; demandez-lui s'il peut, après la visite, vous vendre un peu d'hydrolat ou eau florale.

MON TOP 10 DES EAUX DE BEAUTÉ

+ La lavande
+ L'immortelle (hélichryse)
+ Le bleuet
+ Le tea tree
+ La camomille
+ Le cyprès
+ Le géranium
+ La rose
+ Le néroli (fleur d'oranger)
+ Le pin sylvestre.

LES USTENSILES DE LA COSMÉTEUSE

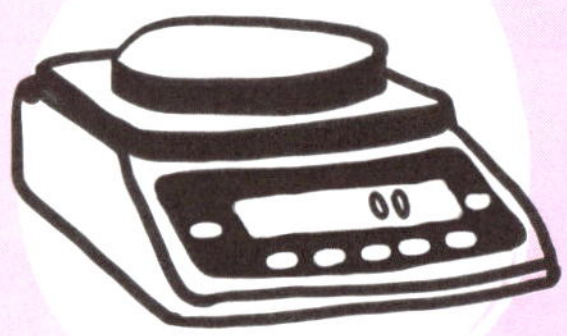

Une microbalance
à 1,01 g près !

Un bol

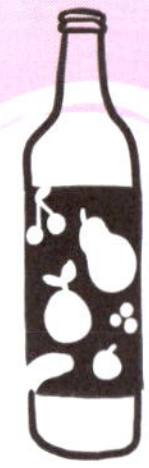

De l'alcool de fruits
pour les recettes et pour nettoyer les ustensiles

Une pipette ou mini-seringue doseuse

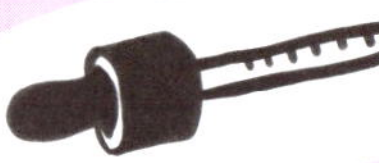

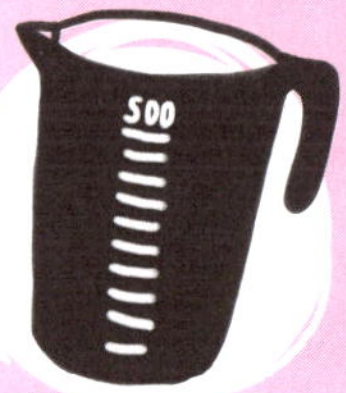

Un bécher doseur
jusqu'à 500 ml

Une casserole

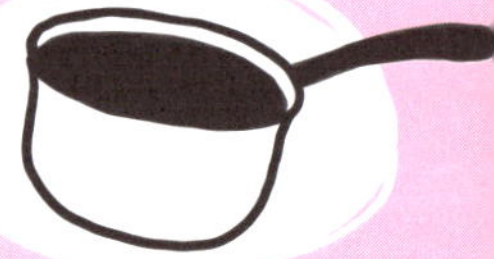

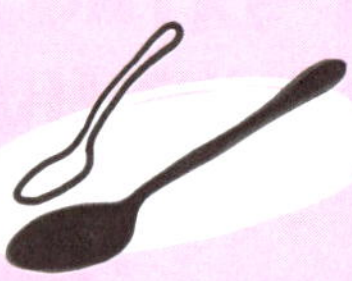

Une cuillière à soupe et une à café

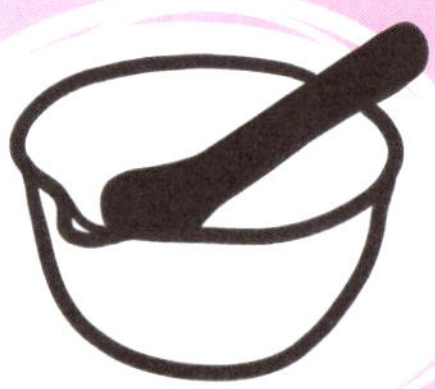

Un mortier + pilon
optionnel

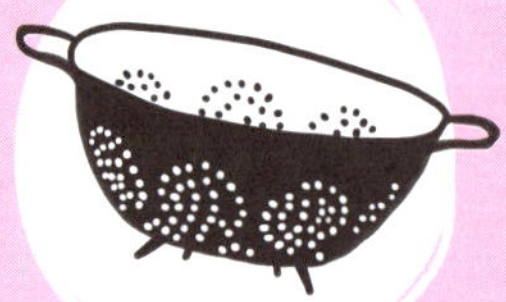

Une passoire

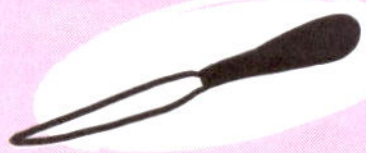

Un couteau

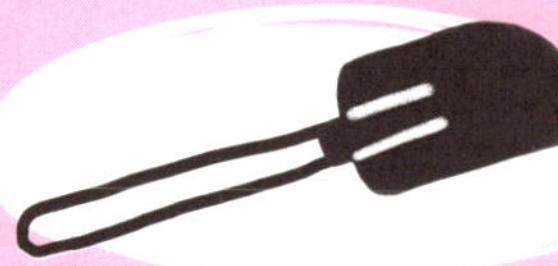

Une petite spatule
souple, et en caoutchouc

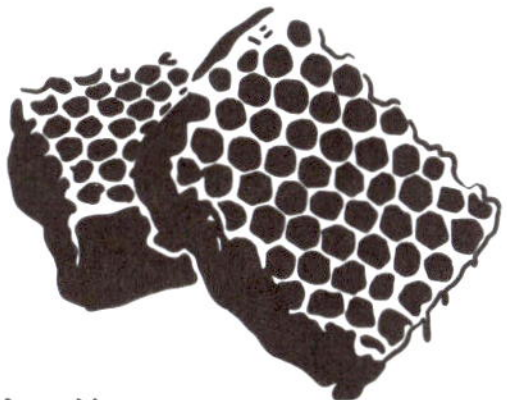

La cire d'abeille

Sans elle, pas d'émulsion de l'eau dans de l'huile, pas d'émulsion, pas de crème… Elle est donc l'ingrédient indispensable si vous voulez faire vous-même vos cosmétiques. Je l'achète en sachet de paillettes purifiées ou pastilles, ce qui est plus facile à doser.

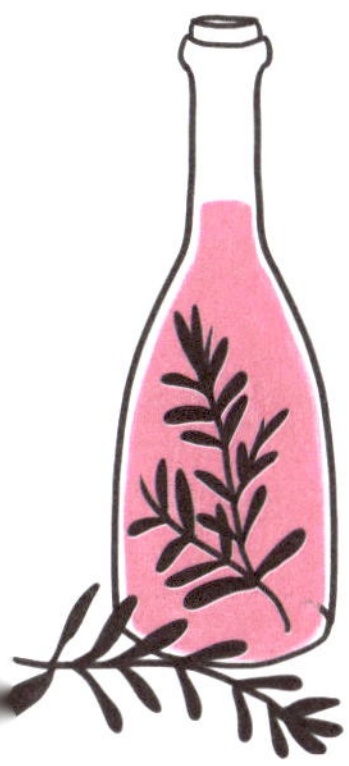

Le vinaigre

Il est parfait pour éliminer le calcaire de l'eau de rinçage. C'est un astringent des peaux mixtes. Le vinaigre d'alcool sera idéal pour la recette des vinaigres de beauté : portez à ébullition le vinaigre et les plantes choisies (pétales de roses, lavande, calendula, camomille, sauge, cyprès…), puis laissez macérer 15 jours dans un bocal. Filtrez. Mettez en bouteille.

Le sel

Le sel de la mer Morte, par exemple, sera parfait pour la cosmétique. En bain, il est excellent pour rééquilibrer votre pH, éliminer les courbatures, vous apporter tous les minéraux dont votre peau a besoin.

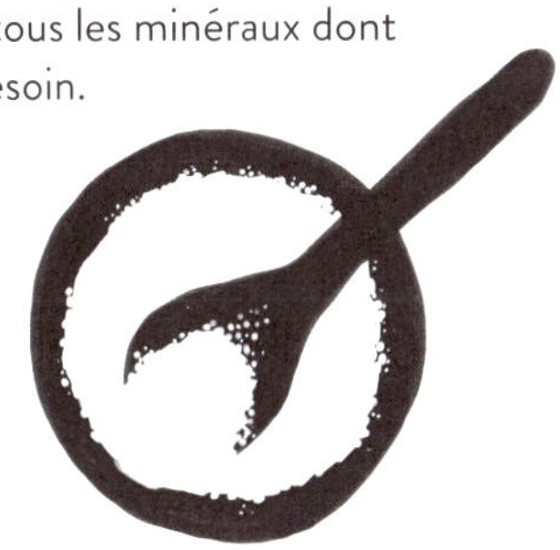

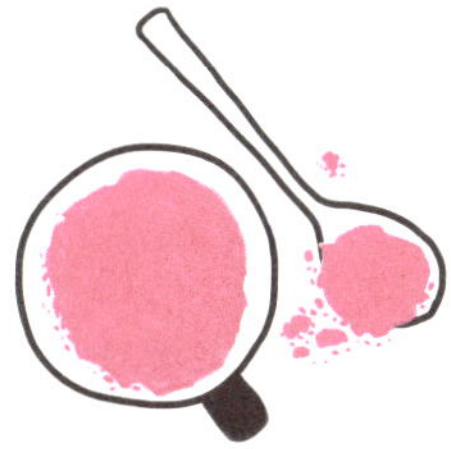

L'argile

C'est un fondamental…
mais attention !
Ne la laissez jamais sécher sur votre peau. C'est une erreur classique que je vois trop souvent. L'argile absorbe les toxines et les déchets, l'excès de sébum, mais malheureusement, en séchant, elle absorbe l'eau des cellules.
Faites donc attention, lorsque vous l'appliquez en masque, de la recouvrir d'un mouchoir en papier humidifié.

ATTENTION !

CODE COULEUR

Blanche = la plus douce

Jaune = tonifiante

Rose = éclat

Rouge = oxygénante

Verte = la plus puissante (attention peaux sensibles ou déshydratées)

LES COUSINES

Le ghassoul (se prononce « RASSOUL ») = il mousse tout doux

Les boues de la mer Morte = reminéralisantes

La terre de Sommières = absorbante

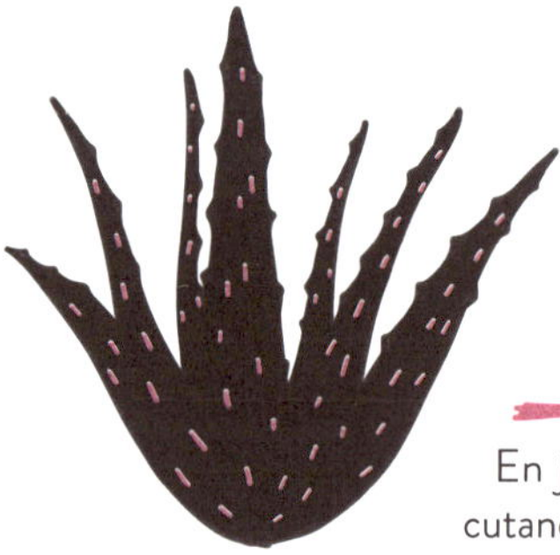

L'aloe

En jus à boire ou en gel cutané, c'est un incontournable de la cicatrisation et de tous les soins de la peau. Je l'utilise en énorme quantité et pour tout. Vous pouvez aujourd'hui trouver facilement des feuilles fraîches au magasin bio, dont vous récupérerez la pulpe, mais c'est encore plus simple pour la cosmétique de conserver des gros tubes de gel au frigo.

Les yaourts

Le yaourt est top pour les masques visage et corps, et les gommages. Il a le mérite d'équilibrer la flore cutanée de surface et il freine les mauvaises bactéries.

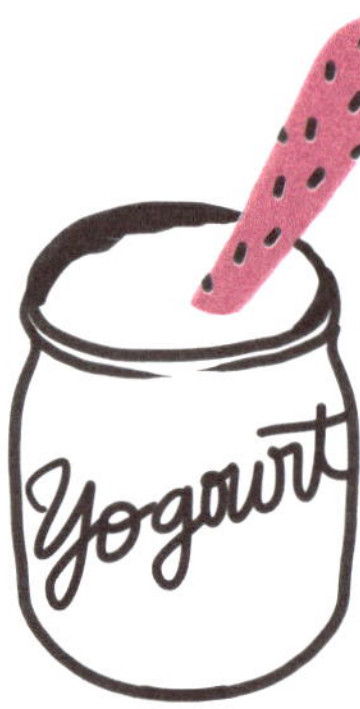

SA LÉGÈRE ACIDITÉ EST ASTRINGENTE ET EXFOLIANTE.

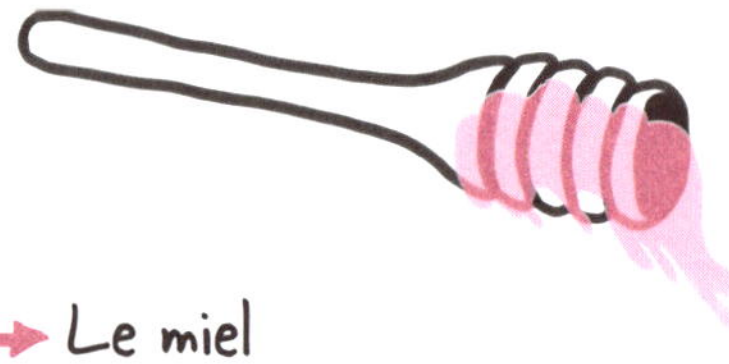

Le miel

Il est hydratant et émollient. Merveilleux anti-âge de par ses antioxydants, il donnera une texture merveilleuse à vos masques et gommages, visage et corps, notamment au cœur de l'hiver pour les peaux sèches et fatiguées. Antiseptique et cicatrisant, il aide beaucoup les peaux acnéiques.

Les œufs

Ce qui est pratique avec l'œuf, c'est qu'il est merveilleux pour émulsionner (mélanger) des choses qui ne vont pas ensemble (les huiles et l'eau, par exemple), tout en étant très nourrissant. Il est donc mon émulsifiant 100 % nature pour les masques, les bains pas trop chauds...

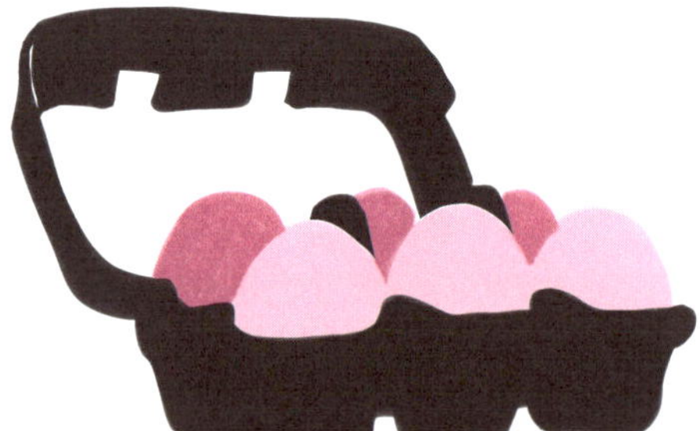

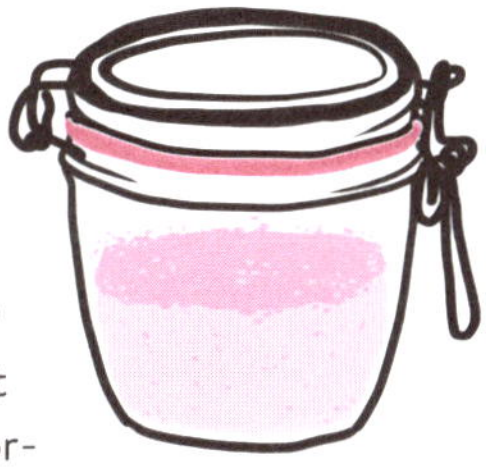

Les poudres

Elles servent à fabriquer les pâtes de gommages et de masques et vous apportent un maximum de bienfaits.

CONSEIL

J'AI TOUJOURS DANS MES PLACARDS

- Poudre d'amande
- Noix de coco râpée
- Crème d'avoine ou de riz en poudre
- Fécule de maïs
- Farines de cuisine (soja, châtaigne, pois chiche...)
- Levure de bière, qui aide à renforcer la flore cutanée pour aider notre peau à mieux se défendre
- Certaines poudres d'épices : curcuma, cannelle, écorces d'orange en poudre de chez l'Indien, poudre de rose toujours chez l'Indien, poudre de bois de santal... encore chez l'Indien, 4 épices, massala, curry...

Les fleurs séchées

J'adore ça, ça rend la vie jolie, c'est juste du plaisir pur lors des préparations de sels de bain et de bains de pieds, même à boire en infusion... J'en ai toujours un peu dans des bocaux : boutons de roses, lavande séchée, calendula, bleuet, ibiscus, camomille, bâtons de cannelle, mauve, menthe, tilleul, verveine...

J'ADORE ÇA, ÇA REND LA VIE JOLIE !

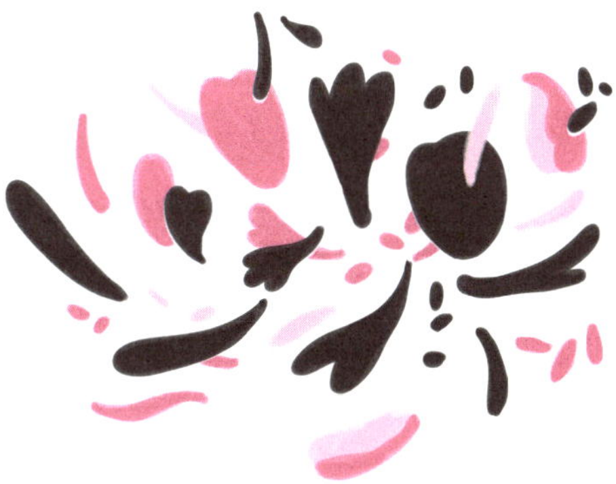

FAIRE SES MACÉRATS

Un macérat est une huile végétale dans laquelle vous avez fait tremper des plantes pour récupérer leurs propriétés thérapeutiques.

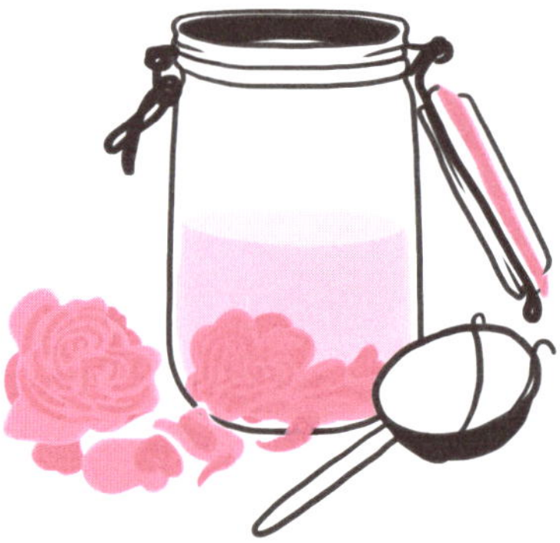

Étape 1 : Cueillez quelques plantes fraîches, qui ne sont pas mouillées par la rosée du matin, et surtout ne les rincez pas.

Étape 2 : Déposez-les au fond d'un bocal sans les tasser.

Étape 3 : Remplissez le bocal au maximum de l'huile végétale de votre choix pour qu'il y ait le moins d'air possible une fois fermé ; placez le tout dans une coupelle en cas de fuites.

Étape 4 : Laissez macérer la préparation au maximum un mois et demi en surveillant que cela ne fermente ou ne moisisse pas (si vous voulez accélérer le processus placez le bocal au soleil quelques jours en veillant à ne pas oxyder l'huile).

Étape 5 : Filtrez dans une passoire recouverte de papier absorbant et remettez en flacon.

LES PLANTES STARS DES MACÉRATIONS

La pâquerette, *Bellis* de son nom botanique, (oui ! elle est raffermissante pour le buste : elle fait remonter les seins), le calendula (apaisant), la carotte déshydratée (bonne mine), la lavande (apaisante), la vigne rouge (circulatoire), le lierre (anti-cellulite), l'arnica (anti-inflammatoire), le millepertuis (cicatrisant)...

C'EST TRÈS SIMPLE À FAIRE (SI VOUS TROUVEZ LES PLANTES !), C'EST BEAU DANS LES BOCAUX ET C'EST SUPERPUISSANT, CAR TRÈS CHARGÉ EN ACTIFS.

LES ACTIFS QUI SE CONSERVENT

ET QUI VONT CHANGER VOTRE VIE !

DE LA LÉCITHINE

Pour rattraper une fabrication de crème qui déphase (c'est agaçant...)

UN CONSERVATEUR

(Ex : COSGARD) Et/ou de l'extrait de pépin de pamplemousse, qui est également un parfait antibiotique naturel.

DES CAPSULES DE VITAMINE E

C'est un antioxydant à ajouter à vos bases (huiles végétales, macérats...) et à vos préparations.

GLYCÉRINE VÉGÉTALE

Humectant pour les peaux sèches

UN ÉMULSIFIANT À FROID

Pour « aller vite » pour faire une crème, ou disperser les huiles essentielles dans le bain (ex : GELISUCRE ou CETIOL HE)

5 À 10 HUILES ESSENTIELLES DE BEAUTÉ

Géranium rosat, citron jaune, cèdre, lavande, litsée, menthe poivrée, tea tree, orange douce, palmarosa, pamplemousse, romarin à verbénone, camomille, carotte, cyprès, encens, marjolaine, mandarine, ylang-ylang, achillée, ciste, hélichryse, néroli, rose...

DE LA POUDRE D'ACIDE ASCORBIQUE

(Vitamine C) Un merveilleux anti-âge, régénérant, exfoliant utilisé à faible dose car sinon irritant (entre 0.5 et 3 %)... C'est la même que celle que l'on boit pour stimuler le système immunitaire ou retrouver la forme !

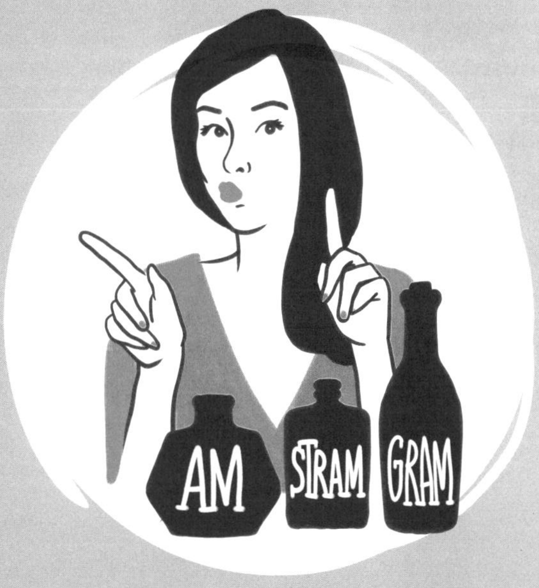

LES HUILES ESSENTIELLES POUR LA BEAUTÉ DE LA PEAU...

IMMORTELLE, L'HÉLICHRYSE : anti-inflammatoire, décongestionnant, top si hématome ou cernes, cicatrisant, anti-âge... Un immense incontournable !

TANAISIE : érythèmes, irritations, couperose ; le plus puissant antihistaminique en huile essentielle.

CAMOMILLE MATRICAIRE : antihistaminique, calmante et cicatrisante, régénératrice et antiseptique... Top pour l'eczéma !

LAVANDE FINE : cicatrisante, antiseptique, apaisante, réparatrice (ou lavandin si votre budget est serré).

CAMOMILLE NOBLE : anti-inflammatoire, antitaches brunes, calmante apaisante, antioxydante, apaise les peaux sensibles.

CYPRÈS : circulatoire, drainant, tonique, anti-œdème, décongestionnant, anti-couperose, régule la sudation et le principe masculin.

ROMARIN À VERBÉNONE : grand régulateur hépatique et hormonal. Le principe masculin par excellence.

CITRON : ultra-polyvalent, renforce la tonicité des veines, éclaircissant, atténue les imperfections de la peau, stimulant, tenseur, astringent.

ROMARIN À CINÉOLE : tonique, frais.

GÉRANIUM ROSAT OU BOURBON : incontournable en cosmétique pour la beauté de la peau et la régénération des cellules, anti-âge presque aussi merveilleux que la rose, mais nettement moins cher, c'est l'huile essentielle pour la beauté par excellence.

CYPRÈS BLEU : rafraîchissant.

MARJOLAINE : érythèmes, très apaisante.

PALMAROSA : acné, plaies, antibactérien… décongestionnant.

CÈDRE DE L'ATLAS : tonique et assainissant, idéal pour les peaux grasses, mixtes ou acnéiques.

TEA TREE : anti-infectieux, viral, bactérien, fongique… Il empêche de s'infecter et est merveilleux en application cutanée, contre acné, mycoses, champignons.

CAROTTE : contre les rides, régénère les cellules, pour les brûlures, coups de soleil.

PERSIL : éclaircissant par contact avec la zone à éclaircir ; attention à la neurotoxicité : à utiliser à très faible concentration (dilution sur base de crème 1 goutte pour 100 ml).

ROSE DE DAMAS : désensibilisante, anti-âge, apaisante.

LIVÈCHE : bon contre le psoriasis et les taches pigmentaires.

CISTE : génial pour le traitement des rides et renforce les capillaires.

LITSÉE : très apaisante.

LAURIER NOBLE : antiseptique, antimicrobien cutané puissant.

MANDARINE, ORANGE DOUCE : les p'tits bonheurs simples de la vie en cosméto !

MONARDE : mycoses de l'ongle, impétigo, dermites.

LEMONGRASS : désinfectant cutané très frais.

SAUGE : magnifique principe féminin, réparatrice, limite la production de sébum et équilibre la sudation pour les femmes.

YLANG-YLANG : régule la production de sébum.

ATTENTION

Pensez à la planète : arrêtez d'utiliser l'huile essentielle de bois de rose et l'huile essentielle de bois de santal qui favorisent la déforestation…

CHOUCHOUTEZ-VOUS DANS LA SALLE DE BAINS

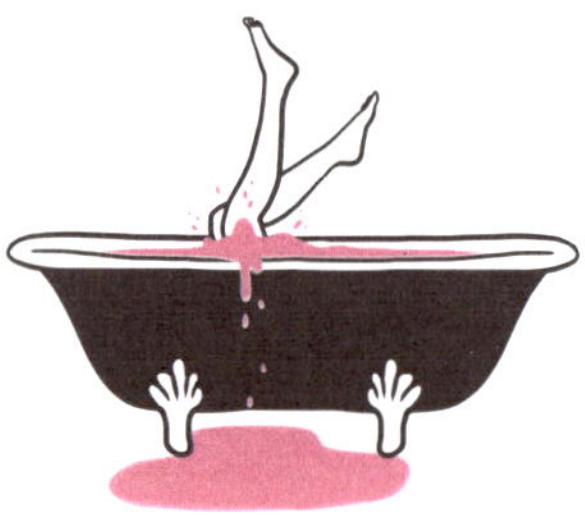

LE ROYAUME DU COCOONING

En mode
anti toxique !

MILLE RECETTES

Vous trouverez dans ce chapitre mille (ou presque !) recettes beauté aux ingrédients simples à trouver.

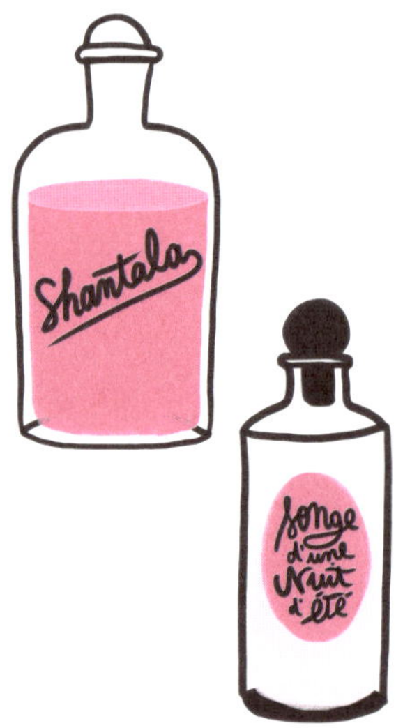

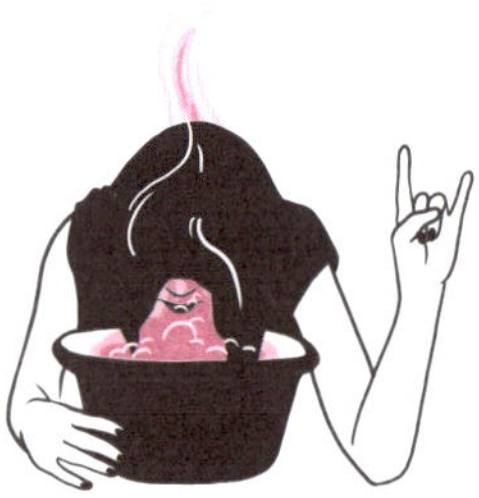

Faites un vrai hammam à la maison !

VOS RECETTES !

Savons, huiles, soins pour les cheveux, déo et dentifrice naturels, bains parfumés…

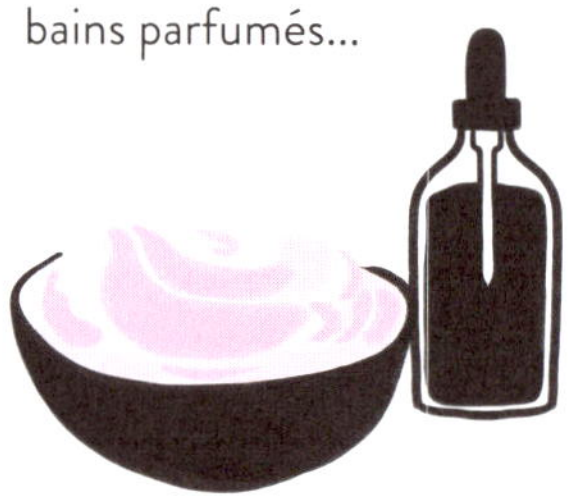

SE LAVER LE VISAGE ET LE CORPS

DES BASES LAVANTES DOUCES

Souvent, les produits de nettoyage que nous utilisons sont beaucoup trop agressifs pour notre peau. De plus, pour notre santé et pour l'environnement, il est important de bannir les bases lavantes contenant du silicone et des sulfates.

LES BASES LAVANTES DOUCES ISSUES DU COCO SONT LES MEILLEURES. ON LES TROUVE FACILEMENT EN MAGASIN BIO.

À ÉVITER

Jamais de savon, surtout sur le visage. Pas de nettoyage interne (vaginal), qui détruit la flore des muqueuses. Votre corps n'en a pas besoin. Si vraiment c'est important pour vous, de l'eau fraîche est suffisante.

→ Idées pour compléter ses bases lavantes neutres (pour une tasse de base lavante, il est possible d'ajouter…)

- 1 cuillère à soupe de gel d'aloe vera
- 1 capsule de vitamine E
- 1 cuillère à soupe d'huile végétale au choix
- 15 gouttes de vos huiles essentielles cosmétiques préférées
- ½ tasse d'eau florale ou d'infusion de plantes de mon choix si la base est trop épaisse (eau de rose, eau de fleur d'oranger, infusion de camomille…)
- 1 cuillère à café de sel très fin ou de glycérine (hydratant)
- 1 cuillère à café de poudre d'argile si peau grasse (équilibrant)
- 1 cuillère à café de poudre de prêle ou d'ortie (reminéralisant, fortifiant)
- 1 cuillère à café de miel liquide

MES SAVONS

Voici mes trois préparations préférées, merveilleusement parfumées !

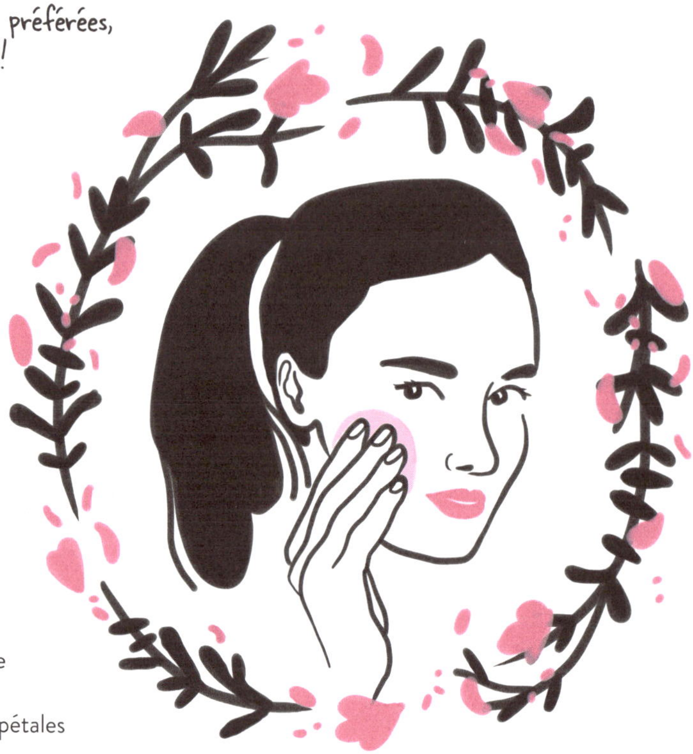

Madame rose

1 tasse de base lavante neutre
+ 1 tasse d'eau de rose
+ 1 cuillère à soupe d'huile végétale de rose musquée
+ 5 gouttes d'huile essentielle de rose
+ 1 cuillère à café de poudre de pétales de rose
+ 5 gouttes d'huile essentielle de géranium

Savon gourmand

Attention non comestible !

1 tasse de base lavante neutre
+ ½ tasse d'eau de benjoin
+ 1 cuillère à soupe d'huile végétale d'amande douce
+ 5 gouttes d'huile essentielle de benjoi
+ 1 cuillère à café de miel liquide
+ 5 gouttes d'huile essentielle de vanille

Savon citrus

Attention non comestible !

1 tasse de base lavante neutre
+ ½ tasse d'eau de fleur d'oranger
+ 1 cuillère à soupe d'huile végétale d'amande douce
+ 10 gouttes d'huile essentielle de citrus au choix : citron, orange douce, bergamote, pamplemousse, mandarine, petit grain bigaradier, néroli...
+ 5 gouttes d'arôme d'amande amère (au rayon pâtisserie de votre épicerie)

RECETTES INDIENNES

EN INDE, ON SE LAVE AVEC DES PÂTES QUE L'ON FROTTE SUR LE CORPS. C'EST UN RÉGAL ABSOLU POUR LA PEAU ET CELA NETTOIE VRAIMENT TOUT EN DOUCEUR.

VATA

→ 5 gouttes d'huile de sésame ou avocat
+ 1 cuillère à soupe de poudre d'amande
+ 1 cuillère à soupe de lait (végétal ou animal).

PITTA

→ 5 gouttes d'huile de coco
+ 1 cuillère à soupe de poudre d'amande
+ ½ cuillère à café de graines de coriandre écrasées
+ 1 cuillère à soupe de crème fraîche.

KAPHA

→ 5 gouttes d'huile d'amande douce
+ 1 cuillère à soupe de poudre de crème d'avoine
+ 1 cuillère à café d'eau de fleur d'oranger
+ le zeste d'un citron râpé.

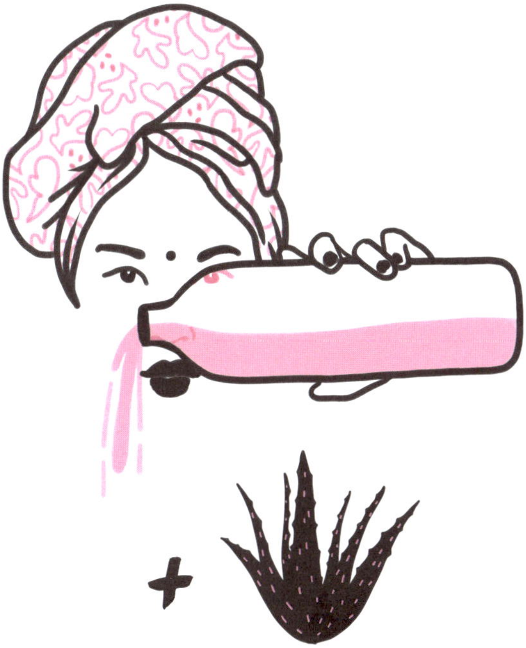

LE GHASSOUL, EN ORIENT

Il n'est pas nécessaire de l'utiliser en pâte épaisse. Contentez-vous d'une cuillère à soupe dans une bouteille d'un litre d'eau tiède. Secouez fort de façon à « saponifier l'eau » qui devient alors visqueuse. Utilisez cette eau pour laver votre corps et vos cheveux. Si cela vous sèche trop la peau, ajoutez-y un peu de gel d'aloe vera.

UNE BELLE CRINIÈRE

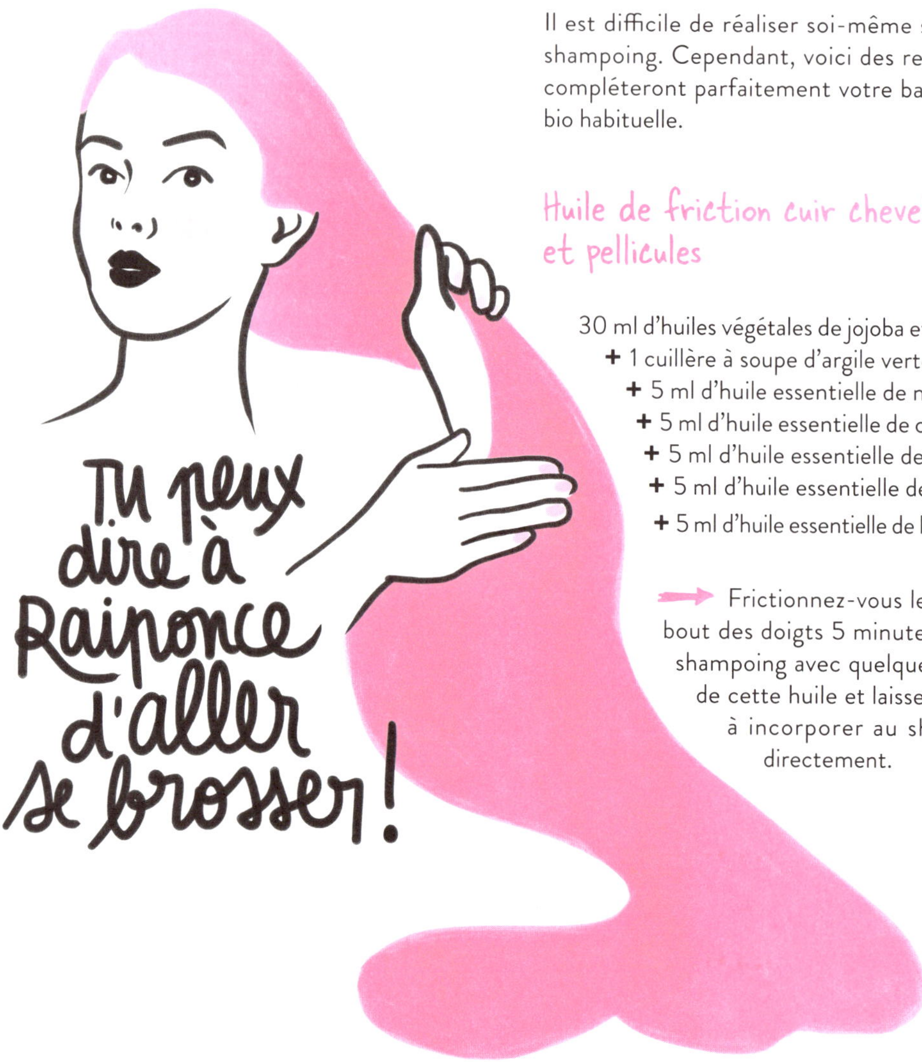

SE LAVER LES CHEVEUX

Il est difficile de réaliser soi-même sa base de shampoing. Cependant, voici des recettes qui compléteront parfaitement votre base lavante bio habituelle.

Huile de friction cuir chevelu gras et pellicules

30 ml d'huiles végétales de jojoba et de nigelle
+ 1 cuillère à soupe d'argile verte surfine
+ 5 ml d'huile essentielle de niaouli
+ 5 ml d'huile essentielle de cyprès bleu
+ 5 ml d'huile essentielle de tea tree
+ 5 ml d'huile essentielle de romarin
+ 5 ml d'huile essentielle de lemongrass

→ Frictionnez-vous le crâne du bout des doigts 5 minutes avant le shampoing avec quelques gouttes de cette huile et laissez agir. Ou à incorporer au shampoing directement.

Baume-masque réparateur des pointes abîmées

100 g de beurre de karité trituré à froid
+ 50 ml d'huile d'argan et macérat de millepertuis
+ 2 capsules de vitamines E
+ 2 capsules d'huile végétale de germes de blé
+ 1 ml d'huile essentielle d'ylang-ylang
+ 1 ml d'huile essentielle de camomille matricaire
+ 1 ml d'huile essentielle de lavande
+ 1 ml d'huile essentielle d'hélichryse

→ Appliquez en masque sur les pointes sèches et laissez agir sous une serviette chaude entre 5 et 10 minutes, avant le shampoing.

Les masques-pâtes à laisser poser

Boue d'avocat (attention à rincer à l'eau tiède et non pas chaude sinon l'œuf cuit...)

½ avocat écrasé
+ 1 yaourt
+ 1 jaune d'œuf
+ Le jus d'un citron
+ 2 gouttes d'huile essentielle de romarin

Pâte massala

1 cuillère à café de chacune des poudres d'épices suivantes : poivre noir, coriandre, cumin, cannelle, clou de girofle, cardamome
+ 1 cuillère à soupe de poudre de pétales de rose
+ Huile de coco à doser jusqu'à obtention d'une pâte

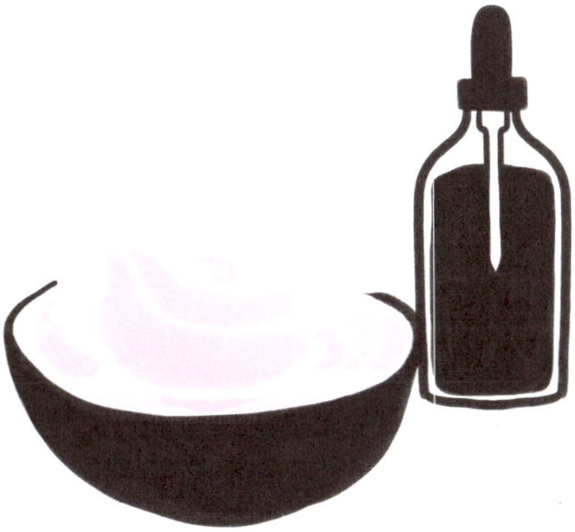

Le shampoing à sec des aventuriers

1 cuillère à soupe de fécule de pomme de terre ou d'arrow roots
+ 1 cuillère à soupe de fécule de maïs
+ 1 cuillère à soupe de poudre de racine d'iris
+ 1 cuillère à soupe une cuillère d'argile blanche surfine (kaolin)

→ Frictionnez votre cuir chevelu et les cheveux à l'aide de la poudre. Brossez ensuite doucement le cuir chevelu, la tête en bas, à la brosse et au peigne. Solution fort utile en montagne, en bivouac ou en voilier...

THE Spray Anti poux !

100 ml d'alcool de fruit
+ 100 ml hydrolat de lavande
+ 5 ml d'huile essentielle de lavandin super
+ 1 ml d'huile essentielle de menthe poivrée
+ 5 ml d'huile essentielle de Niaouli
+ 5 ml d'huile essentielle de géranium rosa

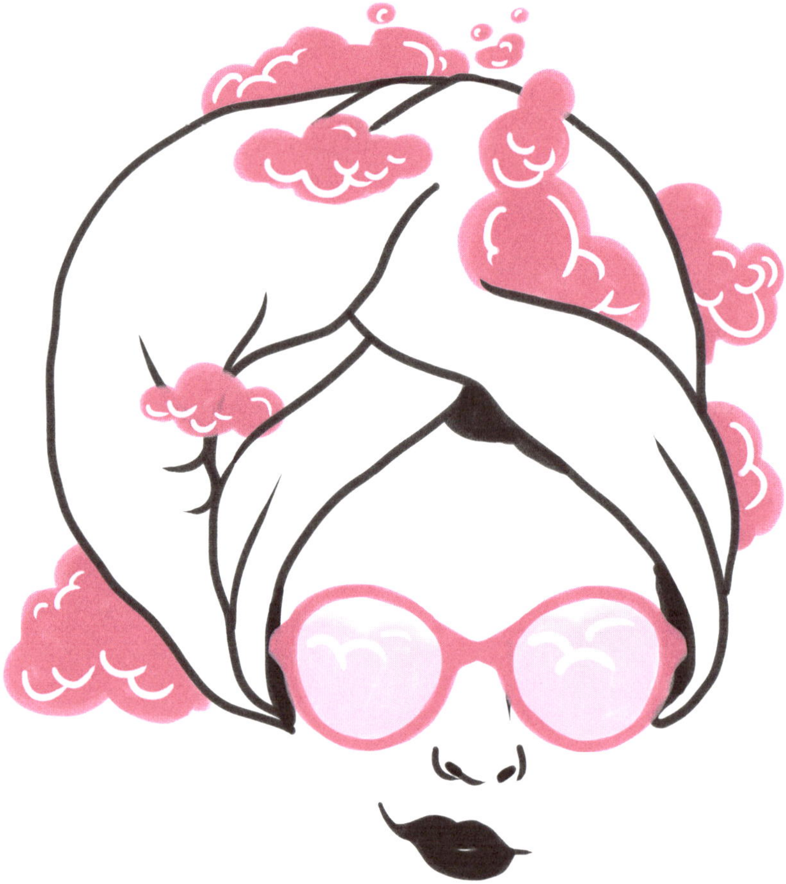

Huile de friction (contre la pelade et la perte de cheveux suite à un choc émotionnel)

30 ml d'huile végétale de nigelle
+ 0,5 ml huile essentielle de cyprès
+ 0,5 ml huile essentielle d'épinette noire
+ 0,5 ml huile essentielle de mélèze
+ 0,5 ml huile essentielle de marjolaine
+ 0,5 ml huile essentielle de camomille noble
+ 0,5 ml huile essentielle de verveine citronnée
+ 0,5 ml huile essentielle d'encens
+ 0,5 ml huile essentielle d'hélichryse

MASSER AVEC DOUCEUR DU BOUT DES DOIGTS LA ZONE TOUCHÉE.

FINIS LES POILS !

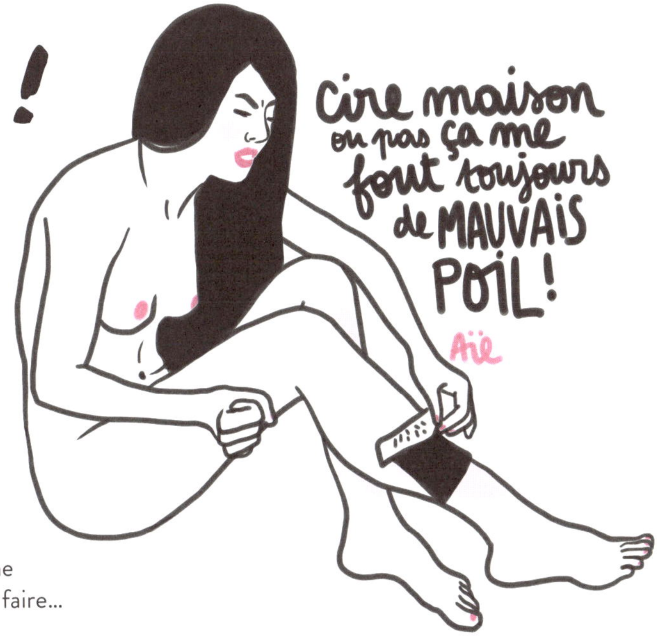
Cire maison ou pas ça me fout toujours de MAUVAIS POIL !
Aïe

Épilation orientale au miel

4 cuillères à soupe de sucre fin
+ une cuillère à soupe d'eau
+ 2 cuillères à soupe de jus de citron (sans la pulpe !)
+ 1 cuillère à soupe de miel
+ ¼ de tasse d'huile de coco

➞ Cette recette est simple sur le papier, mais elle nécessitera qu'une femme qui « a le geste » vous montre comment faire… ou alors vous avez un don réel !

Crème à raser moussante

2 cuillères à soupe de beurre de karité
+ 1/4 de tasse de gel d'aloe vera
+ 2 cuillères à café de bicarbonate de soude (alimentaire)
+ 1/4 de tasse de base lavante neutre liquide
+ 10 gouttes de l'huile essentielle de votre choix (cèdre, cyprès bleu, ciste, lavandin…)

➞ Mélangez dans un blender ou mixeur l'aloe vera, le bicarbonate et la base lavante, puis ajoutez le karité fondu. Terminez en ajoutant les huiles essentielles.
Idées d'odeurs renversantes pour la mousse à raser : rose et vétiver, bois de santal et orange, sapin baumier et menthe.

Le gel after-shave ou postépilatoire

Dans un pot de gel d'aloe vera, incorporez :

30 gouttes d'huile essentielle d'achillée millefeuille
+ 30 gouttes d'huile essentielle de cèdre de l'Atlas
+ 30 gouttes d'huile essentielle de géranium rosat
+ 30 gouttes d'huile essentielle de camomille noble
+ 15 gouttes d'huile essentielle d'hélichryse
+ 5 gouttes d'huile essentielle de ciste
+ 5 gouttes d'huile essentielle de litsée
+ 2 cuillères à café de macérat de millepertuis sur huile végétale d'olive
+ 2 cuillères à café d'huile végétale de calophylle inophylle

➞ À mettre en pot et à conserver au frais.

L'ART DU BAIN

BULLEZ !

Attention les huiles essentielles ne sont pas solubles dans l'eau, j'utilise donc une base émulsifiante :

Un émulsifiant spécifique type Cétiol HE ou Gellisucre
+ Une base de bain neutre
+ De la crème fraîche
+ Un jaune d'œuf
+ Du lait entier
+ Du miel
+ Du gros sel (peu disperser très peu d'huiles essentielles, c'est juste parfait pour l'odeur)

Ajoutez-y une dizaine de gouttes des synergies suivantes :

SHANTALA

→ 5 gouttes d'huile essentielle de bergamote, 2 gouttes de cumin, 2 cuillères à soupe de poudre de bois de santal (qui peut remplacer l'émulsifiant).

SONGE D'UNE NUIT D'ÉTÉ

→ 3 gouttes d'huile essentielle de Rose, 1 goutte d'huile essentielle de lavande, 4 gouttes d'huile essentielle de camomille noble, 4 cuillères à soupe de miel.

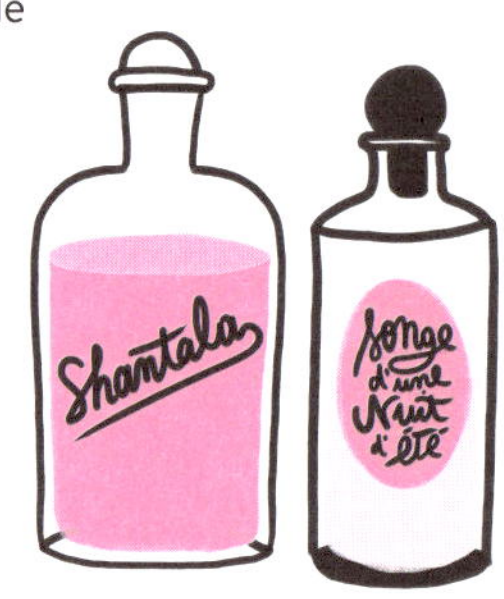

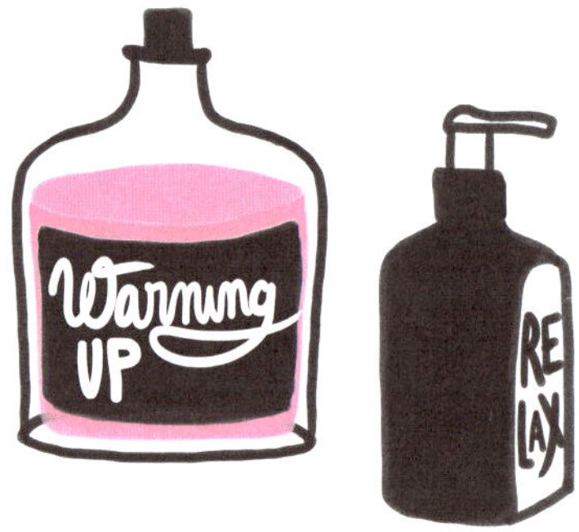

RELAX

→ 4 gouttes d'huile essentielle d'orange douce, 2 gouttes d'huile essentielle d'ylang-ylang, 2 gouttes d'huile essentielle de rose, 2 gouttes d'huile essentielle de jasmin sur du miel d'acacia ou une base de bain neutre.

WARMING-UP

→ Sur la base de votre choix, 2 gouttes d'huile essentielle de romarin, 3 gouttes d'huile essentielle de sauge, 3 gouttes d'huile essentielle de cyprès, 5 gouttes d'huile essentielle de pin sylvestre, 1 goutte d'huile essentielle de litsée.

ASTUCE

Idéalement un bain est tiède, il ne doit pas dépasser 39°C et ne durer que 15 minutes environ.

RECETTES

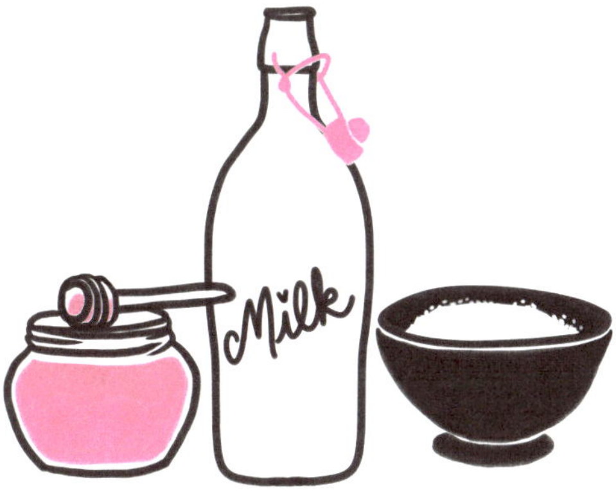

Bain « rêve de lait et de miel »

5 cuillères à soupe de lait en poudre
+ 5 cuillères à soupe de fécule de maïs ou de poudre de crème de riz
+ 1 cuillère à soupe de miel liquide dans lequel vous avez dilué : 10 gouttes des huiles essentielles suivantes : orange douce, bergamote, petit grain bigaradier et néroli.

→ Dispersez dans l'eau chaude, une à une la poudre de lait, de riz et le miel aromatisé.

Bain aux pétales de fleurs (pour rêver en fin de journée)

Une poignée de pétales de fleurs séchées
+ 5 cuillères à soupe de lait en poudre

Sur base de sel (reminéralisant)

50 g de gros sel
+ Des fleurs séchées au choix
+ 20 gouttes de votre synergie d'huiles essentielles préférées (pilonnez le tout au mortier et mettez en bocal).

→ Prélevez 2 cuillères à soupe pour un bain.

Citron-vinaigre (rafraîchissant, astringent)

Le jus de 3 citrons
+ 200 ml de vinaigre de beauté

Secret de sportifs (anti-courbatures)

8 cuillères à soupe de bicarbonate de sodium
+ 2 gouttes d'huile essentielle de gaulthérie
+ 2 gouttes d'huile essentielle de genévrier
+ 2 gouttes d'huile essentielle de lavandin
+ 2 gouttes d'huile essentielle de menthe poivrée

Thalasso maison (drainant, minceur)

2 cuillères à soupe de chlorure de magnésium
+ Un sachet d'algues séchées
+ 8 cuillères à soupe de gros sel marin
+ 1 goutte d'huile essentielle de criste marine

Douceur blanche & gourmandise (peau de velours)

3 cuillères à soupe de crème d'avoine
+ 200 ml d'eau de fleur d'oranger
+ 1 bouteille de lait entier
+ 1 cuillère à soupe de miel liquide
+ 1 cuillère à soupe de poudre d'amande
+ 1 goutte d'huile essentielle de vanille

Cléopâtre (doux et romantique)

1 pot de crème fraîche
+ 3 gouttes d'huile essentielle de jasmin
+ 1 goutte d'huile essentielle de verveine

Bain de pieds (délassant)

Dans une cuillère à soupe de gros sel, mettez 3 gouttes d'huile essentielle de lavande et 3 gouttes d'huile essentielle de menthe poivrée
+ 1 poignée de pétales de rose et ou de lavande séchée
+ 1 cuillère à café d'huile de sésame

POSEZ VOS PIEDS DANS LE MÉLANGE ET DÉTENDEZ-VOUS !

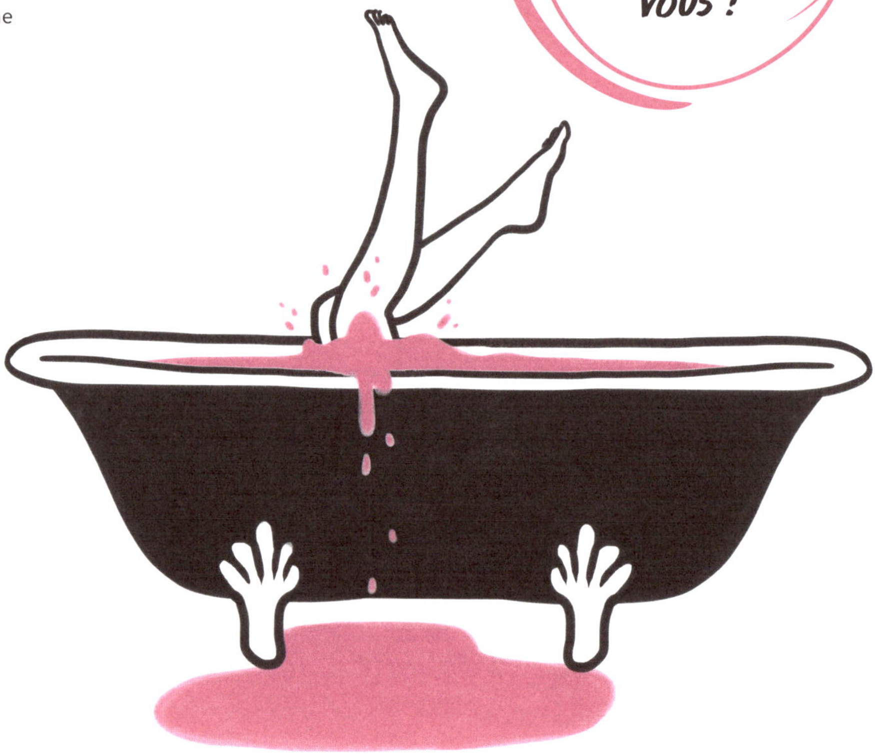

Poudre sensuelle pour le bain

1 cuillère à soupe de pétale de rose séchées et passées au pilon
+ 3 cuillères à soupe de fécule de maïs
+ 3 gouttes de chacune des huiles essentielles suivantes : rose et jasmin

Huile de bain aphrodisiaque

1 cuillère à soupe de base neutre hydro dispersante
2 cuillères à soupe d'huile d'amande douce
+ 10 gouttes d'huiles essentielles parmi les suivantes : jasmin, ylang-ylang, patchouli, sauge sclarée

Huile de bain balade sicilienne

1 cuillère à soupe de base neutre hydro dispersante
2 cuillères à soupe d'huile de coco
+ 10 gouttes d'huiles essentielles parmi les suivantes : orange douce, mandarine, néroli, petit grain, citron, pamplemousse
+ 2 gouttes d'huile essentielle de vanille

Sel de bain japonais (cure de jouvence)

8 cuillères à soupe de sel d'Epsom
+ 4 cuillères à soupe de sel marin classique
+ 3 gouttes d'huile essentielle de pin sylvestre
+ 3 gouttes d'huile essentielle de cèdre de l'Atlas

Infusion pour un Bain hivernal

Dans un sachet de filtre à thé ou à café :
½ citron coupé en tranches
+ Le zeste râpé d'une mandarine
+ 1 cuillère à soupe de gingembre frais râpé
+ 1 cuillère à soupe de poudre de crème de riz

AUTRES THÈMES POUR LE BAIN

Bonheur et créativité à l'infini :

- Revivifiant
→ infusion de thé vert, huile essentielle de sauge, feuilles de sauge
- Antidouleur
→ poudre de moutarde et bicarbonate
- Stimulant
→ HE de poivre noir, citron vert et menthe poivrée

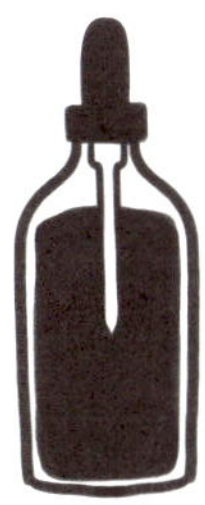

LAISSEZ VOUS INFUSER...

LA VAPEUR (LE MICRO-HAMMAM FACIAL)

Le micro-hammam facial, ou bain de vapeur, que l'on réalise penché au-dessus d'un bol d'eau très chaude, muni d'une serviette sur la tête, est un profond nettoyage hebdomadaire.

ASTUCE

5 minutes pour les peaux fragiles ou matures. 10 minutes pour peaux mixtes et normales.

LES BIENFAITS

- Élimine les toxines
- Débouche les pores
- Ravive les peaux fatiguées
- Redonne de l'éclat
- Augmente les échanges et la régénération cellulaire

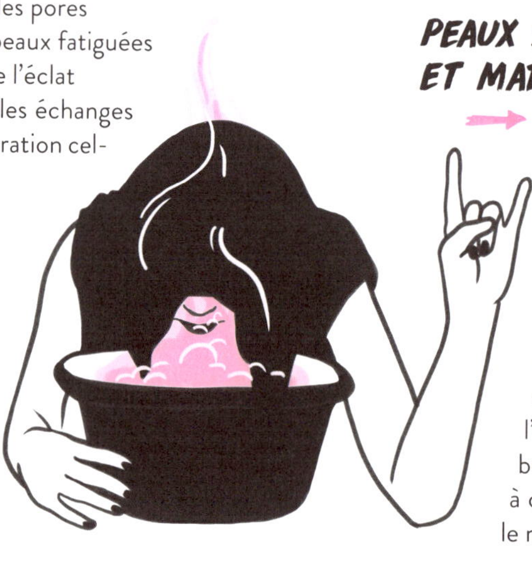

LES RECETTES

PEAUX NORMALES

→ 2 gouttes d'huile essentielle de litsée
+ 2 gouttes d'huile essentielle de mandarine. Respirez, détendez-vous 10 minutes.

PEAUX GRASSES

→ 3 gouttes d'huile essentielle de gingembre
+ 4 rondelles de citron.

PEAUX SÈCHES, SENSIBLES ET MATURES

→ 1 à 2 gouttes d'huiles essentielles (au choix) de patchouli, encens, camomille...

Terminez en tapotant votre visage, réalisez une extraction de comédons si nécessaire à l'aide de mouchoirs pour ne pas vous blesser, nettoyez à l'aide d'une lotion ou eau florale à la fin de l'extraction et appliquez votre sérum de beauté suivi de la crème de jour. C'est à ce moment que votre peau en profite le mieux.

LES DENTS

UN SOURIRE ULTRA-NATUREL

La qualité 100 % naturelle d'un dentifrice est extrêmement importante puisque nous en ingérons toujours une partie, aussi petite soit-elle, a fortiori lorsqu'il s'agit des enfants. Faire son propre dentifrice est donc, en soi, un choix de santé plus encore que pour les autres produits.

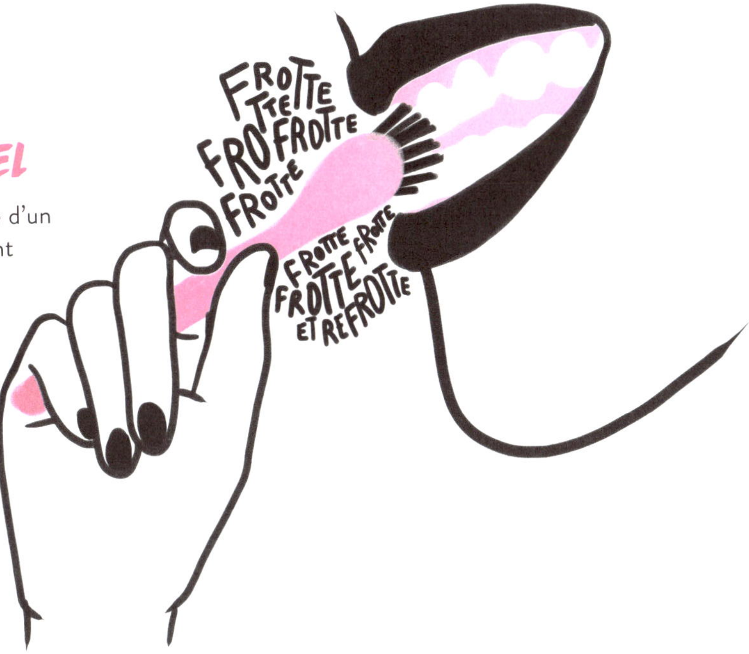

Dentifrice fraîcheur

- 80 g de poudre d'argile verte ou blanche surfine
- 20 g de bicarbonate de soude alimentaire
- 100 ml d'hydrolat de menthe verte
- 5 gouttes d'extrait de pépin de pamplemousse
- 1 capsule de vitamine E
- 1 goutte d'huile essentielle de menthe verte
- 1 goutte d'huile essentielle de citron jaune
- 1 goutte d'huile essentielle de tea tree

→ À mettre dans un tube pompe ou flacon pompe.

Synergie d'huiles essentielle à préparer à l'avance

Elle lutte contre la plaque dentaire et les bactéries. Mettez une goutte de la synergie sur votre pâte à dents.

- 5 ml d'huile essentielle de tea tree
- 5 ml d'huile essentielle de menthe poivrée
- 5 ml d'huile essentielle de citron jaune
- 5 ml d'huile essentielle de romarin à verbénone

UN DÉO NATUREL

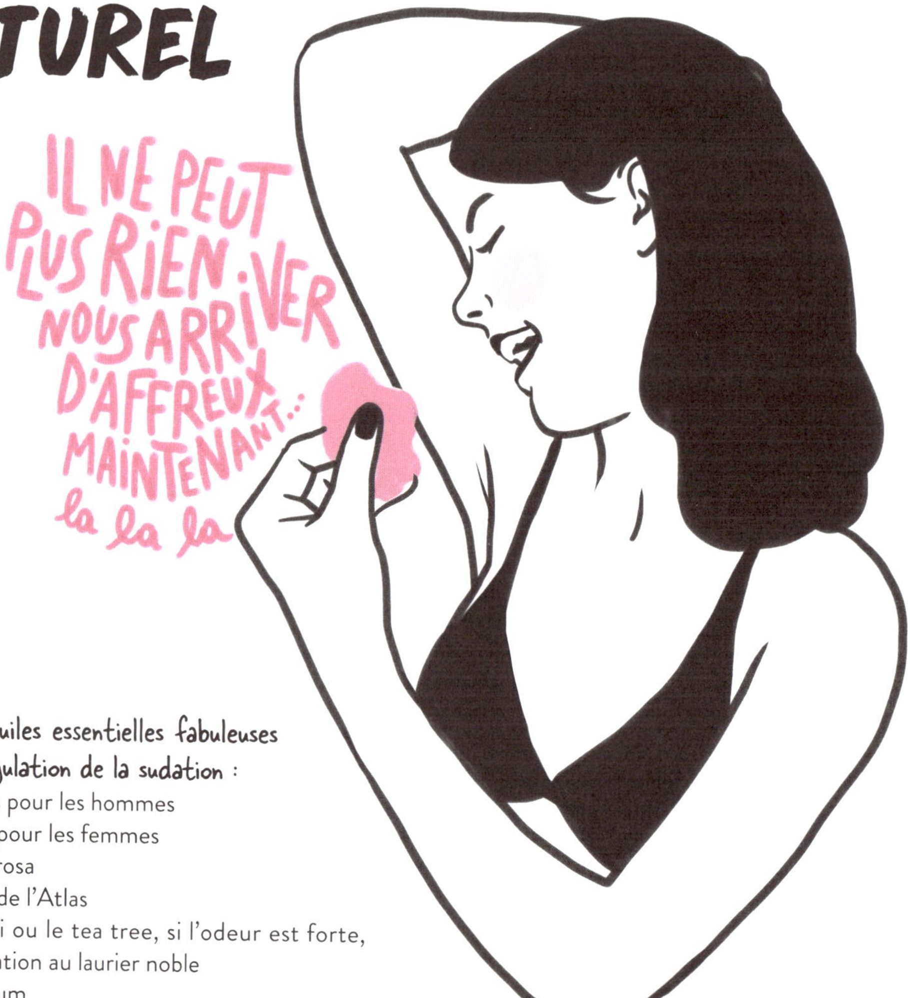
IL NE PEUT PLUS RIEN NOUS ARRIVER D'AFFREUX MAINTENANT... la la la

Voici les huiles essentielles fabuleuses pour la régulation de la sudation :

- Le cyprès pour les hommes
- La sauge pour les femmes
- Le palmarosa
- Le cèdre de l'Atlas
- Le niaouli ou le tea tree, si l'odeur est forte, en association au laurier noble
- Le géranium
- Le citron

Elles peuvent être incorporées au choix à :

- 50 g de poudre d'alun + 3 cuillères à café de poudre argile blanche ou de racine d'iris
- Un tube de gel d'aloe vera de 200 ml + 20 g de poudre d'alun
- Un spray d'alcool de fruit à 5 % dans de l'hydrolat de cyprès ou de sauge (95 ml d'hydrolat pour 5 ml d'alcool de fruit)
- 100 ml d'hydrolat de menthe poivrée + 1 cuillère à café de Gellisucre dans lequel les huiles essentielles sont émulsionnées

PRENEZ SOIN DE VOTRE PEAU !

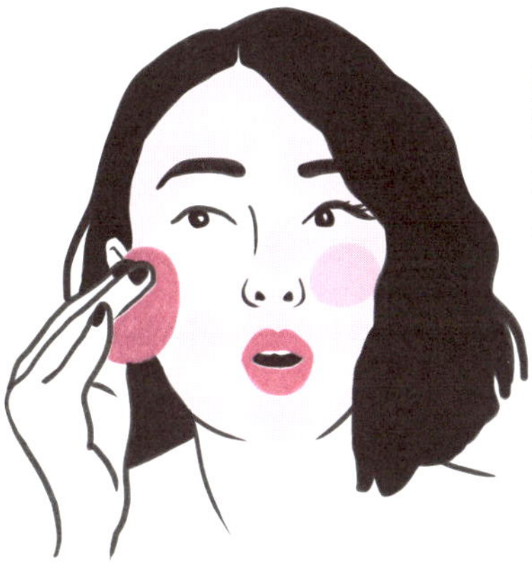

ROUTINES BEAUTÉ

5 routines beauté détaillées, pour rayonner toute la journée !

UNE BELLE PLANTE

Tout les secrets des végétaux pour devenir une belle plante !

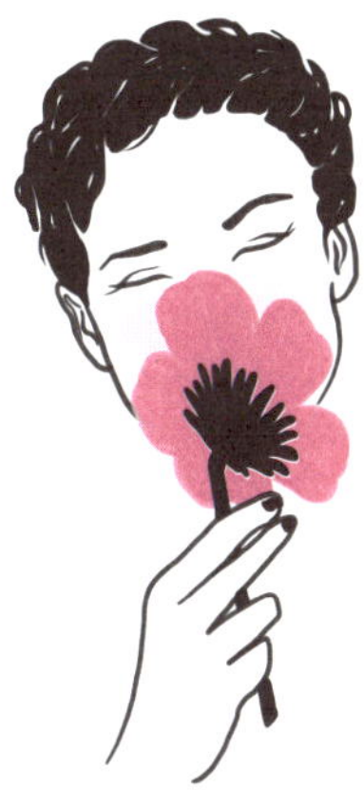

MES SECRETS

Le visage, c'est important mais n'oubliez pas le reste du corps ! Je vous donne mes rituels, recettes et massages pour le corps entier. Mmmh...

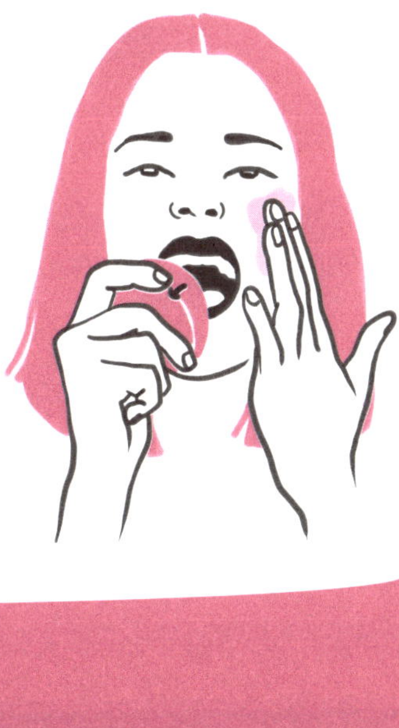

Apprenez à reconnaître votre nature de peau pour faire les bons choix cosméto !

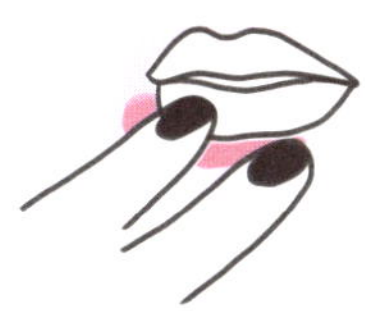

LEXIQUE

C'est quoi une nature de peau ?

Toutes les peaux ont besoin d'eau et de nutriments (les acides gras essentiels, les vitamines, les minéraux...) Souvent, les adeptes des soins naturels me disent : « Je mets de l'huile.» C'est une grave erreur, avant toute chose, ce dont la peau a le plus besoin : c'est d'eau !

Ensuite, chacune d'entre elles a des besoins spécifiques suivant sa nature.

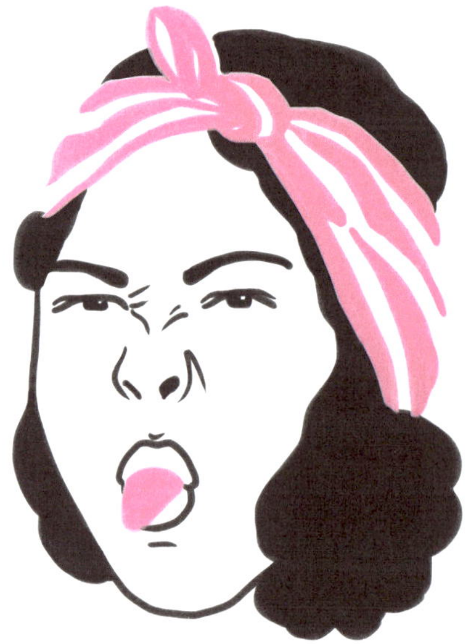

PEAUX GRASSES OU MIXTES

Certaines zones, voire l'ensemble du visage, produisent trop de sébum et cela étouffe le visage, favorise les points noirs et le développement des bactéries, donc les boutons.

Comment la reconnaître ?

→ Elle brille et peut même être huileuse sur les zones les plus touchées.

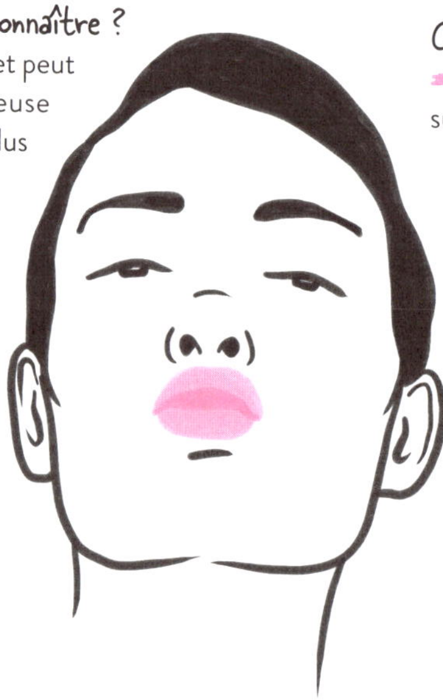

PEAU DÉSHYDRATÉE

Elle est en manque d'eau, et peut même être rêche. C'est une situation préoccupante, car c'est à cause du manque d'eau que la peau se flétrit, se marque et vieillit. C'est de plus une peau très inconfortable, car « cartonnée ».

Comment la reconnaître ?

→ Elle est marquée de microstries et ridules surtout lorsqu'on la détend entre deux doigts ; elle est rêche au toucher.

PEAU DÉNUTRIE

Elle manque d'acides gras essentiels et de nutriments ; l'enveloppe des cellules ne tient plus, elles meurent et se désolidarisent du reste du tissu.

Comment la reconnaître ?

→ Lorsque vous la frictionnez, de petites particules de peau se détachent et tombent en neige. Il y a une pellicule de peau morte et vous sentez que vous avez besoin d'un gommage. Il y a parfois des dartres de sécheresse tant la peau est abîmée.

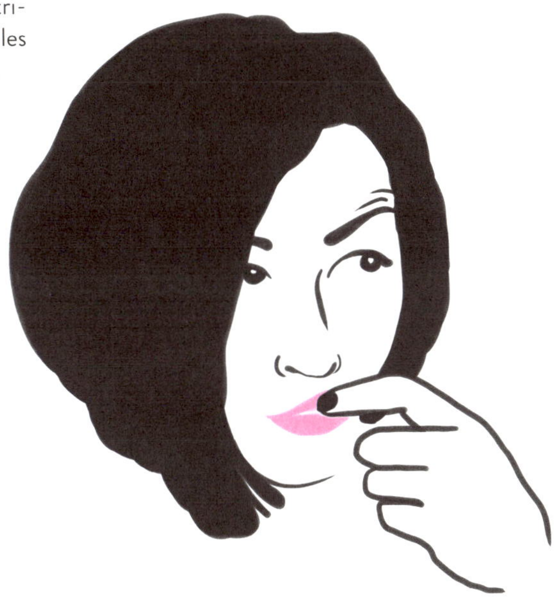

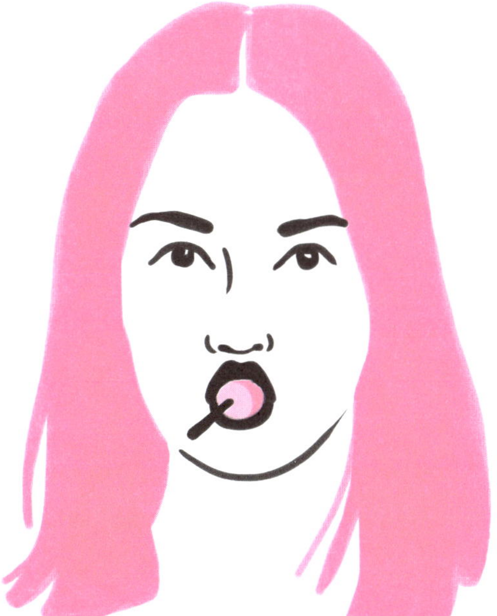

PEAU TERNE

Elle manque d'oxygène, la circulation a besoin d'être relancée. C'est une peau qui étouffe et manque de vie. Cela peut être dû à un excès de toxines, à la pollution, à un manque de sommeil...

Comment la reconnaître ?

→ Vous avez l'impression qu'elle est grise, sans couleurs, qu'elle manque d'éclat comme si un voile gris de fatigue ou de tristesse la recouvrait.

PEAU MATURE

Là, curieusement, tout le monde comprend ! Il s'agit des premiers signes de l'âge. La peau à plus que jamais beosin d'être hydratée (environ vers 30 et 40 ans). Ensuite on ajoute le focus sur les fibres de collagène et le maintien de l'élasticité (entre 40 et 50 ans).

À la ménopause, le bouleversement hormonal change beaucoup la peau. On doit repenser complètement ses soins car, désormais, elle va :

- Perdre en densité.
- Le visage va se creuser.
- La peau devient de plus en plus fine.

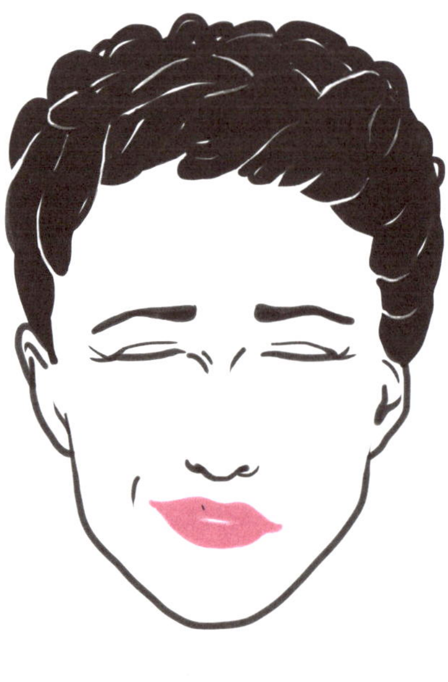

PRENEZ LE TEMPS DE BIEN IDENTIFIER VOTRE NATURE DE PEAU, C'EST LA BASE !

CUMULER LES MANDATS

La mauvaise nouvelle, c'est que nous pouvons cumuler les mandats... Je croise très souvent des peaux mixtes déshydratées, donc sensibles et ternes...

Dans ce cas :

- On hydrate.
- On équilibre la production de sébum.
- On apaise là où c'est nécessaire.
- Et si tout cela n'a pas suffi on termine en redonnant de l'éclat.

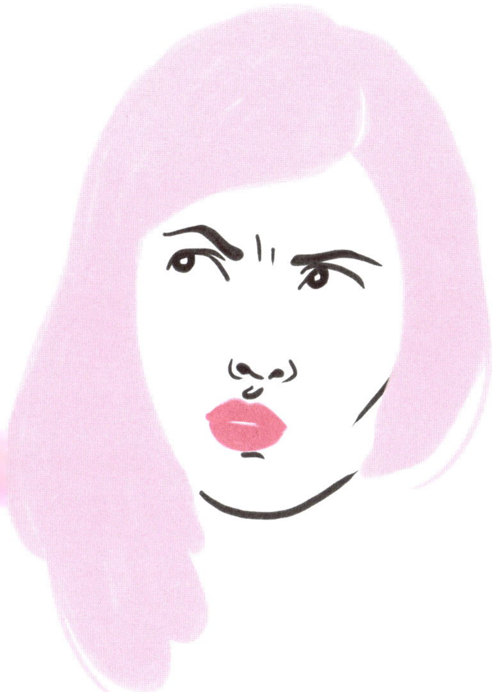

PEAU NORMALE

Tout va bien, votre peau est parfaitement hydratée et sa production de sébum idéalement dosée ? magnifique ! quelle aubaine ! prenez bien soin à préserver ce capital beauté !

LES + DE MA PEAU

....

....

....

....

....

....

....

....

....

....

....

....

....

....

....

....

....

....

....

....

PEAU SENSIBLE

Une peau sensible est fine, avec une sensation de tiraillement ; elle rougit facilement, on dit alors qu'elle est réactive, et il y a parfois des petits vaisseaux abîmés en surface ou des petites rougeurs.

Comment la reconnaître ?

→ Vous ressentez des irritations, ça brûle ou ça pique, c'est pénible à ressentir, il y a un stress cutané.

ROUTINES DE BEAUTÉ

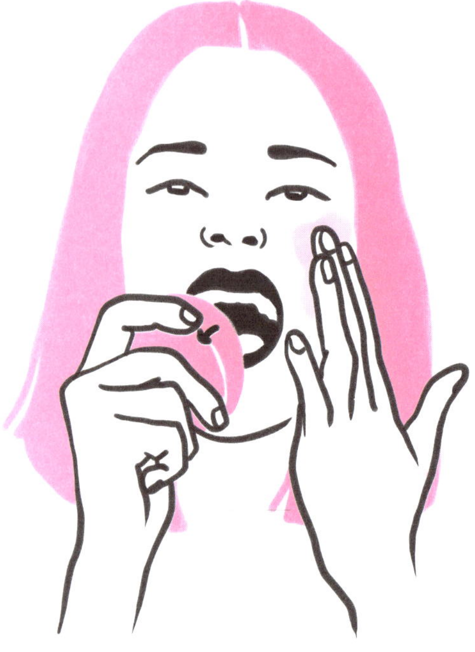

PEAU SÈCHE ET DÉNUTRIE

Le top des actifs :

→ Huile d'avocat, huile de coco, huile de germe de blé, karité, huile d'olive, huile de ricin (attention juste 2ou 3 gouttes dans votre recette), macérat de calendula...
Argile blanche, gel d'aloe vera, miel, gelée royale, glycérine, crème d'avoine, abricot, avocat, banane...

ÉVITER TOUT CE QUI EST ACIDE !

MA JOURNÉE BEAUTÉ

Le matin :

1. Réveil avec une eau de beauté biphasée
2. Rinçage au coton avec un hydrolat
3. Sérum de beauté huileux
4. Crème de jour riche

Le soir :

1. Démaquillage de la bouche et des yeux avec une solution démaquillante biphasée
2. Nettoyage du visage avec une huile micellaire ou du liniment
3. Rinçage au coton avec un hydrolat
4. Baume de nuit riche

Une fois par semaine :

1. Exfoliation très douce (peut être faite juste une fois par mois)
2. Masque nourrissant +++

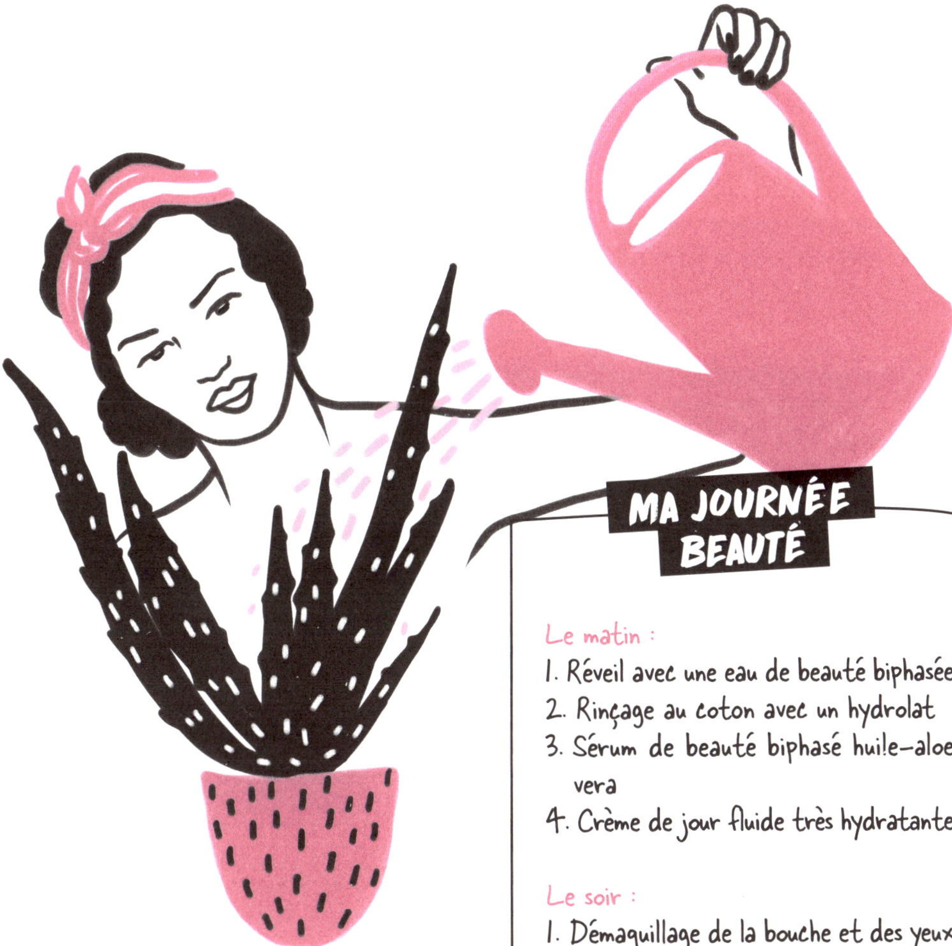

MA JOURNÉE BEAUTÉ

Le matin :

1. Réveil avec une eau de beauté biphasée
2. Rinçage au coton avec un hydrolat
3. Sérum de beauté biphasé huile-aloe vera
4. Crème de jour fluide très hydratante

Le soir :

1. Démaquillage de la bouche et des yeux avec une solution démaquillante biphasée
2. Nettoyage du visage avec de l'eau micellaire ou du liniment
3. Rinçage au coton avec un hydrolat
4. Crème de nuit riche

Une fois par semaine :

1. Masque hydratant +++
2. Cataplasme d'aloe vera à retirer au mouchoir

PEAU DÉSHYDRATÉE

Le top des actifs :

→ Gel d'aloe vera, huile de macadamia, huile essentielle d'encens, de géranium rosat, glycérine végétale, acide hyaluronique...

PEAU GRASSE

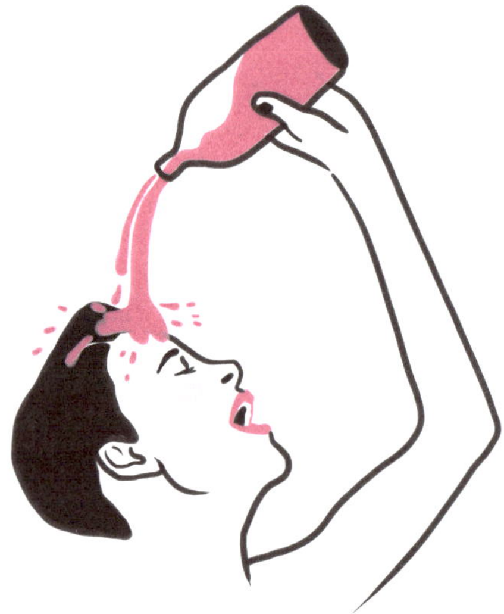

Le top des actifs :

→ Huile de jojoba (oui, oui, de l'huile ! Elle régule la production de sébum), huile de noisette (elle aide à mieux extraire les points noirs), vinaigre de beauté, huiles essentielles de tea tree, de ciste, d'ylang-ylang, de cyprès, de sauge, de poivre noir, de pamplemousse, d'épinette noire… Yaourt, jus de citron, argiles douces, ghassoul, pulpe de tomate…

ASTUCE

Le plus important est d'arrêter de décaper sa peau. Plus vous l'agressez et plus elle fabrique du sébum. Nettoyez-la avec douceur et protégez-la avec des crèmes et sérums équilibrants.

Eau de rinçage vinaigrée

→ Dans une carafe d'eau tiède, ajoutez une tasse de vinaigre de beauté. La verser sur le corps, le visage et les cheveux en fin de rinçage.

Masque corps et cheveux

→ Avec 5 cuillères à soupe de poudre d'argile verte ou de ghassoul, préparez une pâte onctueuse et fluide à l'eau vinaigrée à 50 %.

Vous pouvez ajouter 3 gouttes d'huile essentielle de tea tree, de romarin ou de cyprès. Massez le crâne et les cheveux, puis tout le corps pendant 3 minutes et rincez.

MA JOURNÉE BEAUTÉ

Le matin :

1. Réveil avec une eau de beauté vinaigrée
2. Rinçage au coton avec un hydrolat
3. Gel d'aloe vera aromatisé
4. Fluide de jour équilibrant, protecteur et matifiant (nacre, argile blanche… en quantité infime)

Le soir :

1. Démaquillage de la bouche et des yeux avec une solution démaquillante biphasée
2. Nettoyage du visage avec de l'eau micellaire
3. Rinçage au coton avec un hydrolat
4. Crème de nuit légère

Une fois par semaine :

1. Gommage purifiant
2. Masques astringents

PEAU SENSIBLE

Le top des actifs :

→ Huile d'abricot, d'amande douce, huile de calophylle inophylle, macérat de calendula, huiles essentielles de camomille noble et matricaire, rose, hélichryse, lys, calendula, achillée, hamamélis, tilleul, crème d'avoine, glycérine, gelée royale…

EN RÈGLE GÉNÉRALE, VOTRE MEILLEURE AMIE DEVIENT LA ROSE.

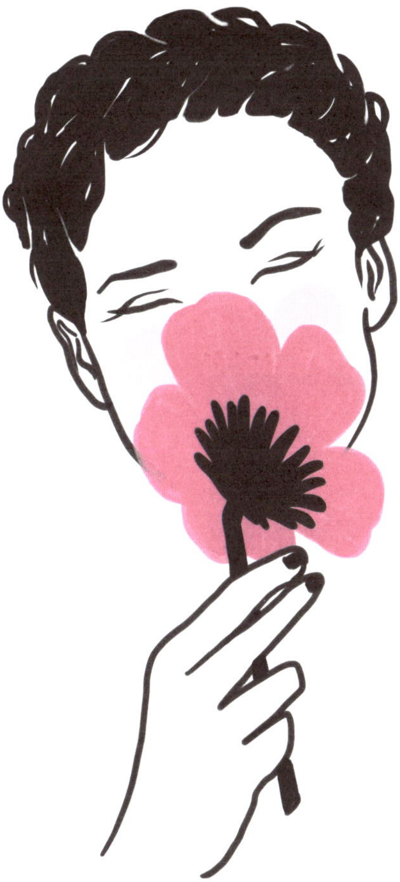

MA JOURNÉE BEAUTÉ

Le matin :

1. Réveil avec une eau de beauté biphasée
2. Rinçage au coton avec un hydrolat
3. Sérum de beauté huileux
4. Crème de jour riche protectrice

Le soir :

1. Démaquillage de la bouche et des yeux avec une solution démaquillante biphasée
2. Nettoyage du visage avec une huile micellaire ou du liniment
3. Rinçage au coton avec un hydrolat
4. Baume de nuit riche

Une fois par semaine :

1. Pas d'exfoliation, pour vous, c'est interdit !
2. Masque apaisant

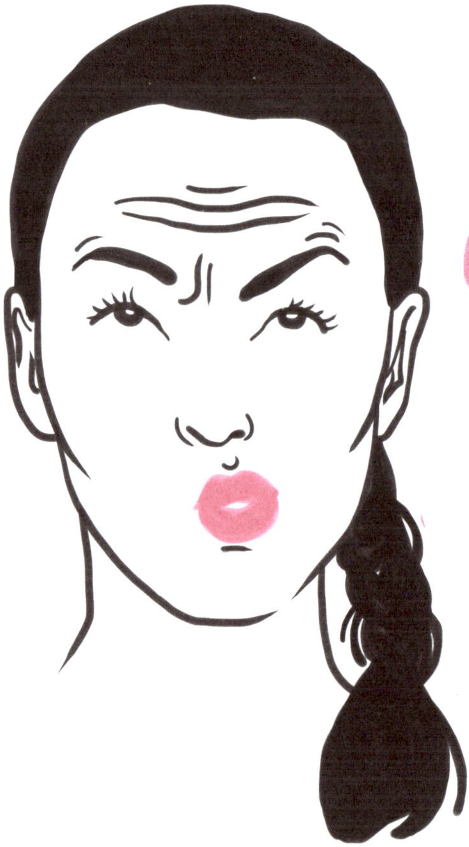

GRRR CES RIDES ME CHIFFONNENT !

CONTRE LES EFFETS DU TEMPS !

Le top des actifs :

→ Huile d'argan, huile de graines de figue de barbarie, huile de bourrache, huile d'onagre, huile de rose musquée, germe de blé, vitamine E, levure de bière, avocat, gelée royale...

MA JOURNÉE BEAUTÉ

Le matin :

1. Réveil avec une huile micellaire
2. Rinçage au coton avec un hydrolat
3. Sérum de beauté huileux
4. Crème de jour riche

Le soir :

1. Démaquillage de la bouche et des yeux avec une solution démaquillante biphasée
2. Nettoyage du visage avec une huile micellaire ou l'option lait + lotion (difficile en « fait maison »)
3. Rinçage au coton avec un hydrolat
4. Baume de nuit riche

Une fois par semaine :

1. Exfoliation très douce (peut être faite juste une fois par mois)
2. Masque nourrissant et hydratant

LES GESTES COCOON ET LES RECETTES POUR LE CORPS

Utilisez, en priorité, les huiles simples et peu chères pour les grands soins du corps entier : tournesol, sésame, pépin de raisin…
Elles sont même parfaites pour leur texture fluide qui pénètre bien.

Le top des actifs :

→ Macérat de Bellis (pâquerette), macérat de carotte, macérat de lierre (anti-cellulite), macérat de vigne rouge (circulatoire).

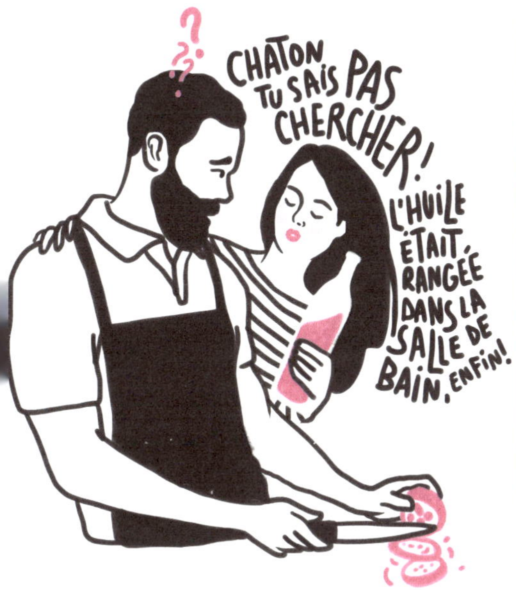
CHATON TU SAIS PAS CHERCHER!
L'HUILE ÉTAIT RANGÉE DANS LA SALLE DE BAIN, ENFIN!

RITUEL COMPLET POUR LE CORPS

Gommage de corps Black&White

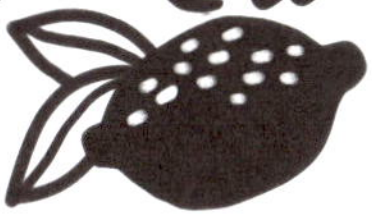

- 5 cuillères à soupe de sel de mer (grains fins)
- 1 cuillère à soupe de poivre noir concassé
- 3 cuillères à soupe d'huile végétale de pépin de raisin ou au choix : 20 gouttes d'huiles essentielles de basilic et 10 gouttes d'huiles essentielles de poivre noir (ne pique pas)
- Le zeste râpé d'un citron
- Des feuilles fraîches de basilic, émincées (optionnel)

→ Frictionnez sur peau humide.

(détente musculaire et tonifiant)

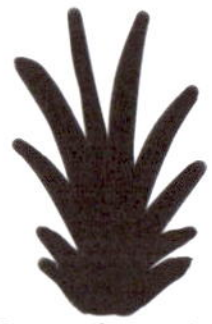

Masque corps des tropiques

- La chair d'une papaye, écrasée
- La chair d'un ananas, mixée
- La pulpe d'une feuille d'aloe vera, mixée
- Un tube de gel d'aloe vera pur

→ Pour deux personnes. Mélangez tous les ingrédients et appliquez sous la douche sur tout le corps.

(très hydratant et astringent)

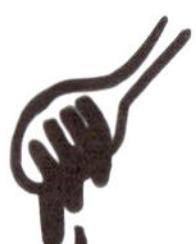

Baume corps gourmand ultra nourrissant

- 100 ml d'huile végétale type argan ou amande douce
- 100 g de karité

→ faire fondre le tout au bain-marie

- 2 cuillères à soupe de pastilles de cire d'abeille
- 1 cuillère à café de miel
- 30 gouttes d'huile essentielle d'orange douce

(idéal en hiver)

IDÉES D'HUILES DE MASSAGE

Repères de dosages dans une cuillère à soupe d'huile végétale :

→ Dilution normale à forte : 10 gouttes d'huile essentielle

→ Dilution haute pour peaux sensibles : 3 gouttes d'huile essentielle

Escapade indonésienne

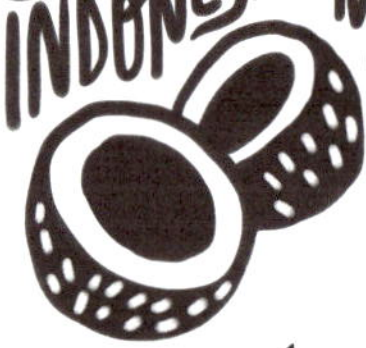

- 5 cuillères à soupe d'huile de coco
- 3 gouttes d'huile essentielle de gingembre
- 2 gouttes d'huile essentielle de fenouil doux
- 1 goutte de vétiver

Shanti Shanti

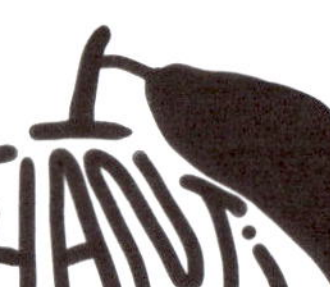

- 5 cuillères à soupe d'huile de coco
- 4 gouttes d'huile essentielle de citron
- 2 gouttes d'huile essentielle de petit grain bigaradier
- 2 gouttes d'huile essentielle de noix muscade
- 2 gouttes d'huile essentielle de vétiver
- 1 goutte d'huile essentielle de patchouli

Huile aux mille fleurs

Dans un flacon de 150 ml d'huile d'amande douce, répartissez 50 gouttes d'huile essentielles parmi les suivantes : ylang-ylang, géranium, lavande, jasmin, rose, néroli...

IDÉES BAUMES DE MASSAGE

Rêve de vanille

- 5 cuillères à soupe de jojoba
- 20 g de copeaux de cire d'abeille
- 5 cuillères à soupe d'huile de coco
- 3 cuillères à soupe d'eau de rose
- 3 gouttes d'huile essentielle d'encens
- 2 gouttes d'huile essentielle de vanille

Massage des mains

- 15 g de beurre de cacao
- 2 cuillères à soupe d'huile d'amande douce et/ou d'avocat si peau très sèche
- 1 cuillère à soupe d'huile de germe de blé ou de ricin si peau très très sèche
- 10 g de pastilles de cire d'abeille
- 3 cuillères à soupe d'eau de rose
- 1 capsule de vitamine E
- 2 gouttes de chacune des huiles essentielles suivantes : rose, géranium, poivre noir

ASTUCE

Il est possible, avant ce massage des mains, de les laisser se détendre dans un bain tiède complété les ingrédients suivants :

- 1 jus de citron jaune ou vert
- 1 cuillère à café d'huile d'olive
- 1 cuillère à soupe de gingembre frais râpé
- 1 goutte de chacune des huiles essentielles suivantes : orange douce, poivre noir, ylang-ylang, mandarine, néroli

SE DÉMAQUILLER

Se démaquiller est différent de se nettoyer le visage. Lorsque l'on nettoie, c'est doux et léger pour retirer les excès de crèmes, de poussière ou de sébum.

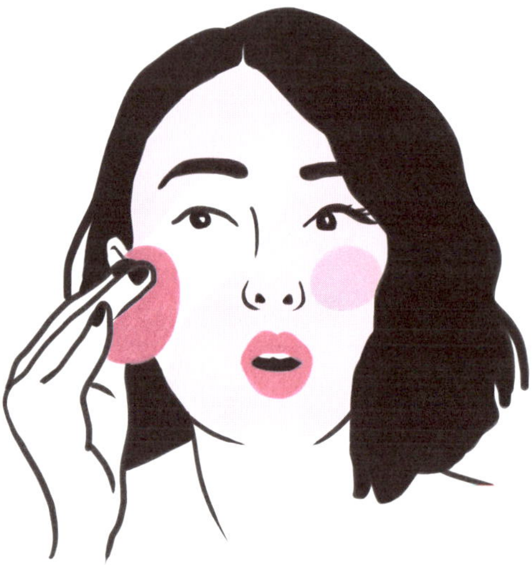

Le démaquillage, lui, est spécifique. Il doit comporter obligatoirement une phase grasse + une phase aqueuse afin de pouvoir retirer les pigments, poudres et pâtes qui ont été fixées sur le visage.

Recettes biphasées dans un flacon pompe (à agiter)

1. Pour les peaux déshydratées : ¾ de gel d'aloe vera, ¼ d'huile d'amande douce + 1 goutte d'huile essentielle de lavande.
2. Pour les peaux mixtes : ½ d'eau de chaux, ½ d'huile de jojoba + 1 goutte d'huile essentielle de mandarine ou de tea tree.
3. Pour les peaux matures : ¾ d'eau de rose ou de fleur d'oranger, ¼ d'huile de rose musquée.

Lait démaquillant

Dans un bol chauffé doucement au bain-marie, ajoutez dans cet ordre :

- 100 ml d'huile d'amande douce que l'on chauffe doucement (cela ne doit pas fumer)
- 2 cuillères à café de pastilles de cire d'abeille ; à faire fondre
- 2 cuillères à café de glycérine végétale

Puis hors du feu

- 60 ml d'eau florale de votre choix
- 5 gouttes d'huile essentielle de romarin pour la conservation

Lotion rafraîchissante

- 80 ml de gel d'aloe vera
- 20 ml d'eau florale de géranium rosat

Lotion cocoon apaisante

- 200 ml d'eau de fleur d'oranger
- 5 gouttes d'huile essentielle de petit grain bigaradier ou camomille noble

PRÉPARER SA CRÈME

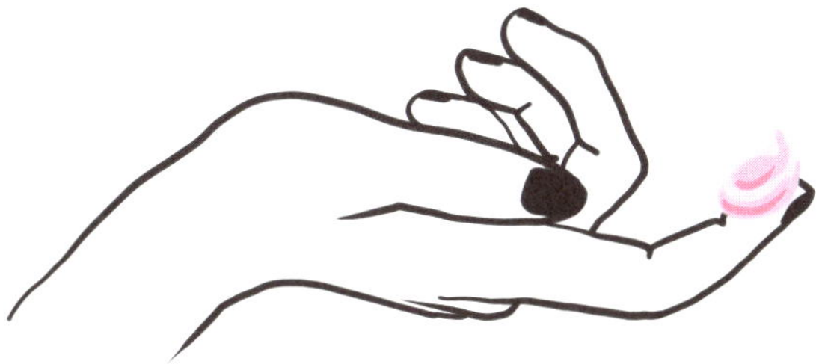

Une crème c'est :
Du gras (la phase huileuse) + de l'eau (la phase aqueuse) + un émulsifiant (la cire d'abeille généralement) + autres actifs
+ d'huile = crème plus onctueuse
+ de cire = crème plus épaisse
+ d'eau = crème plus légère et fluide
Eau dans la recette = conservateur obligatoire

LES PHASES HUILEUSES

- Toutes les huiles végétales et les macérats
- Les beurres végétaux
- Les cires
- La lécithine
- Les huiles essentielles
- L'émulsifiant qui fait partie de la phase huileuse, puisque c'est « dans » cette dernière qu'on le fait fondre

LES PHASES AQUEUSES

- L'eau de source
- Les eaux florales et hydrolats
- Les infusions de plantes
- Le vinaigre
- La glycérine
- Le gel d'aloe vera
- L'alcool et bases alcooliques ou hydroalcooliques

MES SECRETS

Les 5 secrets d'experte, pour réussir sa crème :

1. Toujours travailler dans un bol en céramique au bain-marie (patience)
2. Lorsque toute la phase huileuse + l'émulsifiant sont fondus, sortez le bol du bain-marie.
3. Incorporez LENTEMENT la phase aqueuse choisie (que vous avez pris soin de mettre à température ambiante, pas sortie du frigo !) et les actifs, comme les huiles essentielles, toujours à la fin.
4. Touillez en 8 avec la spatule ou le fouet en récupérant bien ce qui est sur les bords.
5. Plus il y a d'eau, plus l'émulsion est fragile : si vous avez peur que cela déphase (l'huile et l'eau se séparent) ajoutez un peu d'huile de tournesol et/ou de lécithine.

À NOTER

En « tout naturel », il est très difficile de réaliser des « laits » c'est-à-dire des crèmes qui comportent plus de phase aqueuse qu'huileuse. Il faudra dès lors utiliser d'autres émulsifiants que la cire d'abeille. C'est en quelque sorte la ceinture noire de la cosmétique naturelle !

DOSAGES

Pour une texture onctueuse
70 % de phase huileuse
10 % d'émulsifiant cire d'abeille
20 % de phase aqueuse

Pour une texture épaisse
60% de phase huileuse
20 % d'émulsifiant cire d'abeille
20 % de phase aqueuse

Pour une texture fluide et légère
45% de phase huileuse
10 % d'émulsifiant cire d'abeille
45 % de phase aqueuse

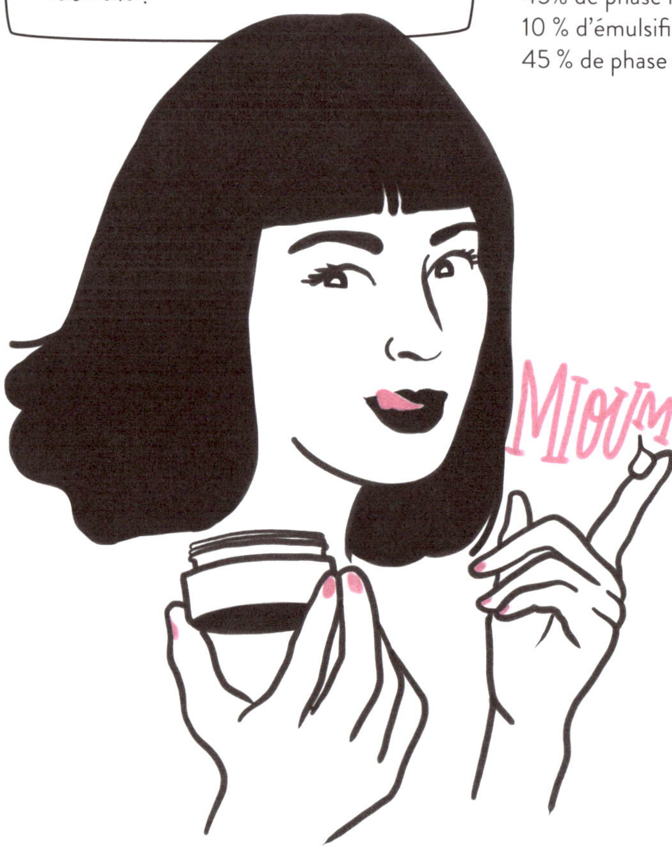

CRÈME DE JOUR VS CRÈME DE NUIT

Les besoins de la peau le jour et la nuit sont très différents !

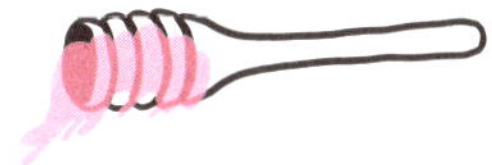

LA NUIT

La nuit votre peau se régénère et se répare.
Elle a besoin :

- De nutriments
- De respirer
- D'actifs puissants qui vont la traiter

LA CRÈME OU LE BAUME EST RICHE ET NUTRITIF, 100 % VÉGÉTAL.

La crème de nuit des débutantes

Dans un bol chauffé doucement au bain-marie, ajoutez dans cet ordre :

- 50 ml d'huile d'amande douce que l'on chauffe doucement (cela ne doit pas fumer)
- 1 cuillère à soupe d'huile de rose musquée
- 1 cuillère à soupe de pastilles de cire d'abeille et faire fondre, puis hors du feu
- 1 cuillères à soupe d'eau de rose
- 5 gouttes d'huile essentielle adaptée à votre type de peau
- 1 dose de votre conservateur

La crème de nuit ultra-nutritive rose et miel

Dans un bol chauffé doucement au bain-marie, ajoutez dans cet ordre :

- 25 ml d'huile de germe de blé, de rose musquée, d'argan, d'avocat (synergie au choix) que l'on chauffe doucement (cela ne doit pas fumer)
- 25 g de beurre de karité
- 1 cuillère à soupe de pastilles de cire d'abeille, et faire fondre, puis hors du feu
- 15 ml d'eau de rose
- 1 cuillère à café de miel liquide
- 5 gouttes d'huile essentielle de rose
- 1 dose de votre conservateur

Baume de nuit des expertes

Dans un bol chauffé doucement au bain-marie, ajoutez dans cet ordre :

- 50 ml d'huile végétale en synergie : rose musquée, avocat, noisette que l'on chauffe sans brûler (cela ne doit pas fumer)
- 10 g de beurre de karité
- 2 cuillères à café de pastilles de cire d'abeille, et faire fondre
- 5 gouttes d'huile essentielle adaptée à votre type de peau.

LE JOUR

Le jour votre peau se défend. Elle a besoin :
- D'hydratation
- D'un film protecteur

→ La crème est fluide et hydratante, elle forme une barrière de défense invisible contre les agressions.

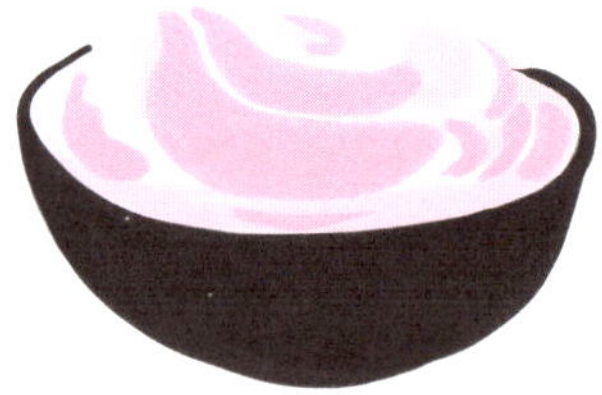

ELLE EMPÊCHE VOTRE PEAU DE PERDRE SON EAU.

La crème de jour des débutantes

Dans un bol chauffé doucement au bain-marie, ajoutez dans cet ordre :

- 50 ml d'huile de jojoba que l'on chauffe doucement (cela ne doit pas fumer)
- 1 cuillère à soupe de pastilles de cire d'abeille et faire fondre, puis hors du feu
- 1 cuillère à soupe d'eau de rose
- 2 cuillères à soupe de gel d'aloe vera
- 4 ou 5 gouttes de glycérine végétale
- 5 gouttes d'huile essentielle adaptée à votre type de peau
- 1 dose de votre conservateur

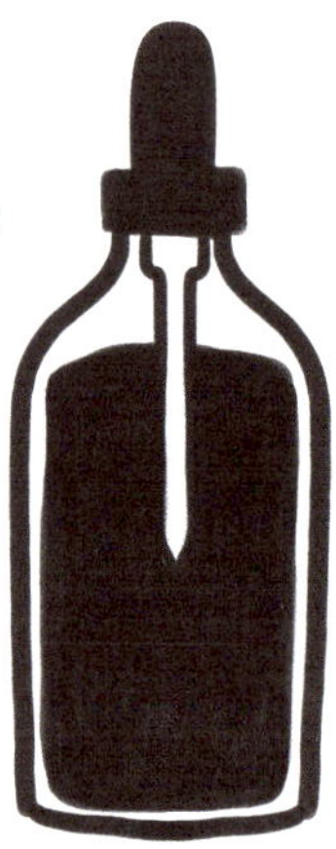

La crème de jour fluide des expertes

Dans un bol chauffé doucement au bain-marie, ajoutez dans cet ordre :

- 30 ml d'huile de jojoba ou noisette que l'on chauffe doucement (cela ne doit pas fumer)
- 1 cuillère à café de pastilles de cire d'abeille et faire fondre, puis hors du feu
- 30 ml d'eau de rose
- 4 ou 5 gouttes de glycérine végétale
- 5 gouttes d'huile essentielle adaptée à votre type de peau
- 2 capsules de vitamine E
- 1 dose de votre conservateur

Au creux de la main « l'ultra express »

Mélangez au creux de la main du bout du doigt la même quantité d'huile végétale de votre choix et de gel d'aloe vera... Hydratation et souplesse assurées !

COMMENT APPLIQUER MES CRÈMES SUR LE VISAGE ?

- Je tapote le contour des yeux en suivant le rebord de l'os orbital. Surtout je ne vais pas au bord de l'œil exactement, cela ne sert à rien et cela va me faire pleurer inutilement lorsque le produit va entrer en contact avec mes yeux.
- J'applique le sérum en tapotant du bout des doigts sur l'ensemble du visage en remontant. J'en mets peu, juste pour préparer ma peau à recevoir la crème et profiter d'un cocktail d'actifs concentrés.
- J'attends quelques instants que le sérum ait pénétré mes couches de cellules superficielles et j'applique la crème de façon légère sans tirer sur mon visage et en prenant quelques instants pour me prodiguer un massage tonifiant : tapotements, frictions, pétrissages, lissages… toujours en remontant vers le haut.

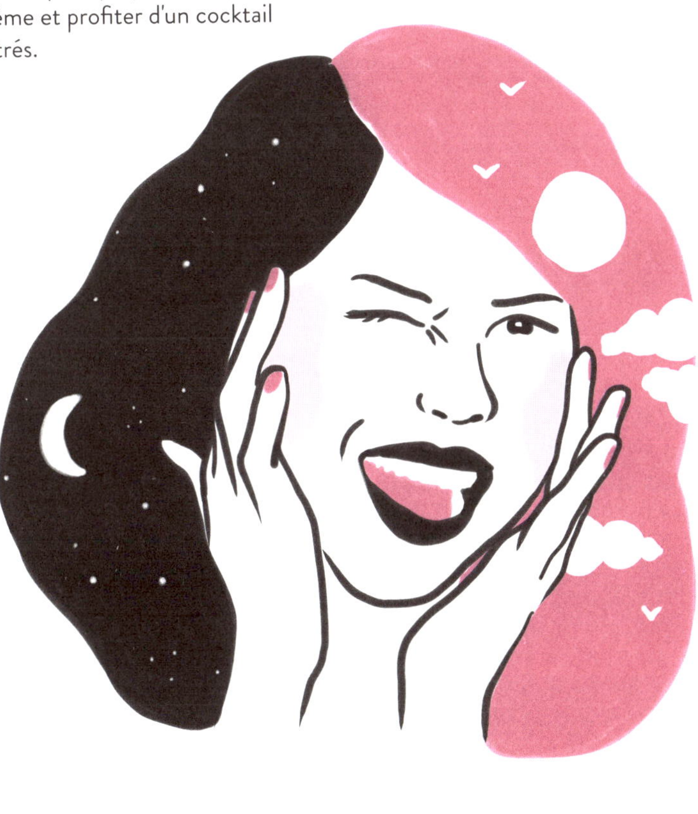

LE FACE-MAPPING

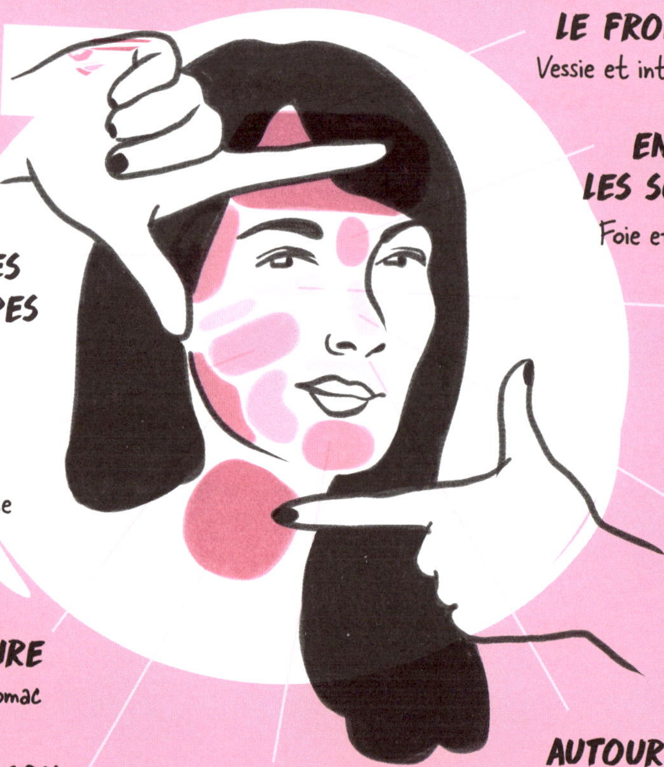

LE FRONT
Vessie et intestins
ENTRE LES SOURCILS
Foie et estomac
SOUS LES YEUX
Reins, foie et intestins
LE NEZ
Le cœur !
AUTOUR DES LÈVRES
Hormones et intestins
LE MENTON
Estomac, reins et organes reproductifs
LE COU
Mal-être et thyroide
LA MÂCHOIRE
hygiène et estomac
LES JOUES
Poumons et système respiratoire
LES OREILLES ET LES TEMPES
Reins

Le face mapping s'inspire directement du mélange entre les méridiens de médecine chinoise et les zones de réflexologie faciale : le Dien cham…

Très populaire aux États-Unis, il arrive en force chez nous.
Le principe est simplissime : tout comme sous la voûte plantaire, chaque organe a, dans notre arc réflexe, sa projection sur notre visage.

Nous observons donc les zones où se situent nos problèmes de peau pour en déduire quels sont les organes qui sont affectés. Nous pouvons donc en toute conscience faire le lien avec notre hygiène de vie globale pour être belle dedans, dehors, partout !

LE CONTOUR DES YEUX ET DES LÈVRES

La peau du contour des lèvres et des yeux est particulièrement fine.

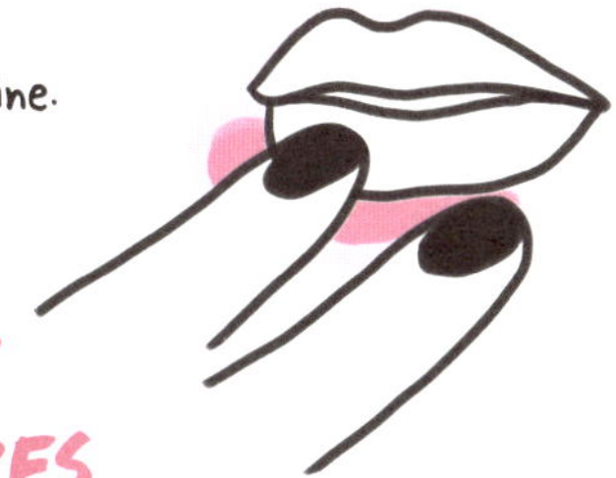

→ Il est fondamental de l'hydrater au maximum et d'en empêcher le dessèchement, car elle se marque très vite. Opération hydratation et maintien de l'élasticité !

CONTOUR DES YEUX

Roll-on spécial poches

- 7 ml d'huile végétale de noyau d'abricot
- 1 ml d'huile essentielle de lentisque pistachier
- 0.5 ml d'huile essentielle de cyprès
- 0.5 ml d'huile essentielle de genévrier
- 0.5 ml d'huile essentielle de palmarosa
- 0.5 ml d'huile essentielle d'hélichryse

Roll-on spécial cernes noires et taches

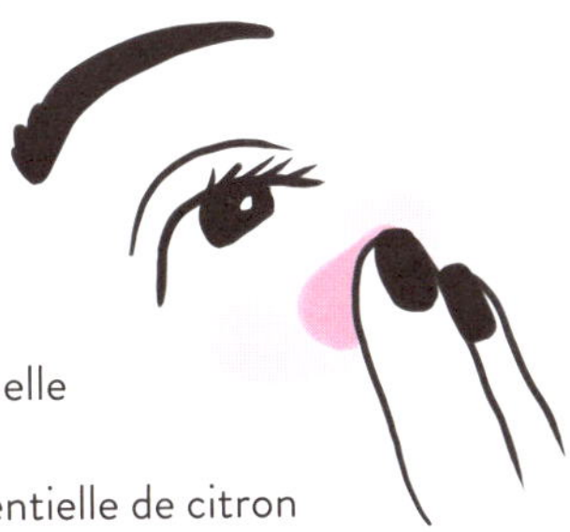

- 7 ml de macérat de lys
- 1 ml d'huile essentielle de persil
- 0.5 ml d'huile essentielle de citron
- 0.5 ml d'huile essentielle de livèche
- 0.5 ml d'huile essentielle de pamplemousse
- 0.5 ml d'huile essentielle d'hélichryse

CONTOUR DES LÈVRES

Baume à lèvres « bisous doux »

Dans un bol chauffé doucement au bain-marie, ajoutez dans cet ordre :

- 50 ml d'huile végétale que l'on chauffe sans brûler (cela ne doit pas fumer)
- 2 cuillères à café de pastilles de cire d'abeille
- 5 gouttes d'huile essentielle d'orange douce

Baume fondant au miel

Dans un bol chauffé doucement au bain-marie, ajoutez dans cet ordre :

- 50 ml d'huile végétale que l'on chauffe sans brûler (cela ne doit pas fumer) ; pour plus de gourmandise... remplacer 20 ml d'huile végétale par 20 g de beurre de cacao
- 2,5 cuillères à café de pastilles de cire d'abeille et faire fondre
- 1 cuillère à café de miel liquide
- 5 gouttes d'huile essentielle de mandarine ou de menthe poivrée. Si vous avez mis du beurre de cacao... effet « After Eight » assuré !

LES SÉRUMS DE BEAUTÉ

Le concentré surpuissant qui sauve de tout ! L'Indispensable de votre trousse de soin.

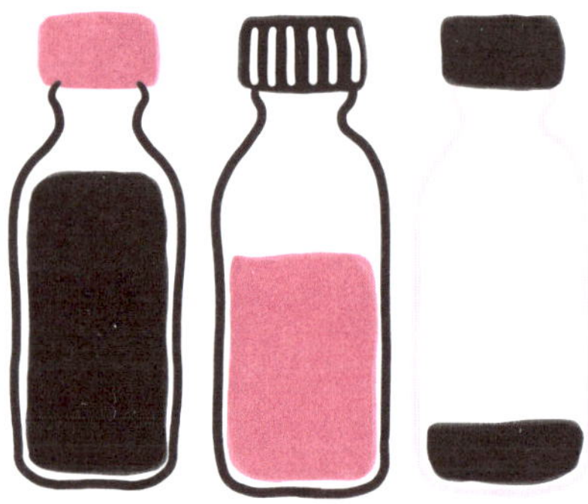

Sérum peau sensible

- 50 ml d'huile végétale de calophylle inophylle
- 30 gouttes d'huile essentielle de rose
- 20 gouttes d'huile essentielle de géranium rosat

Sérum peau mixte

(elles ne sont pas toutes obligatoires)

- 98 ml d'huile végétale de jojoba
- 20 gouttes d'huile essentielle d'ylang-ylang
- 15 gouttes d'huile essentielle de tea tree
- 13 gouttes d'huile essentielle de cyprès bleu
- 15 gouttes d'huile essentielle de citron
- 13 gouttes d'huile essentielle de romarin
- 13 gouttes d'huile essentielle de palmarosa
- 12 gouttes d'huile essentielle de ciste
- 5 gouttes d'huile essentielle de cèdre de l'Atlas
- 5 gouttes d'huile essentielle de vétiver (homme) ou sauge (femme)

Sérum peau terne

(en manque d'éclat ou taches à éclaircir)

- 50 ml de macérat de lys ou d'huile végétale de noisette
- 30 gouttes d'huile essentielle de livèche
- 20 gouttes d'huile essentielle de persil
- 20 gouttes d'huile essentielle de citron
- 30 gouttes d'huile essentielle de pamplemousse

Sérum anti-âge aromatique 30+ « lissage »

(Pour 100 ml de sérum)

- 97 ml d'huile végétale de Noisette
- 35 gouttes d'huile essentielle de lavande fine
- 35 gouttes d'huile essentielle de géranium
- 20 gouttes d'huile essentielle de rose
- 15 gouttes d'huile essentielle de mandarine ou de bergamote
- 15 gouttes d'huile essentielle de camomille romaine

Sérum anti-âge aromatique 40+ « fermeté »

(Pour 100 ml de sérum)

- 50 ml d'huile végétale de noisette
- 47 ml d'huile végétale de rose musquée
- 35 gouttes d'huile essentielle de rose
- 35 gouttes d'huile essentielle de géranium
- 35 gouttes d'huile essentielle d'encens
- 20 gouttes ou 20 g selon solidité d'huile essentielle d'iris
- 10 gouttes d'huile essentielle de ciste
- 10 gouttes d'huile essentielle de carotte

Sérum anti âge aromatique 50+ « redensifier, redessiner »

(Pour 100 ml de sérum)

- 50 ml d'huile végétale de jojoba
- 20 ml d'huile végétale de pépins de figue de Barbarie
- 25 ml d'huile végétale d'argan
- 100 gouttes d'extrait de Kigelia (se trouve aisément sur Internet)
- 35 gouttes d'huile essentielle de marjolaine
- 35 gouttes d'huile essentielle d'encens
- 35 gouttes d'huile essentielle d'immortelle
- 30 gouttes d'extrait d'Edelweiss (se trouve aisément sur Internet)
- 25 gouttes d'huile essentielle de camomille romaine

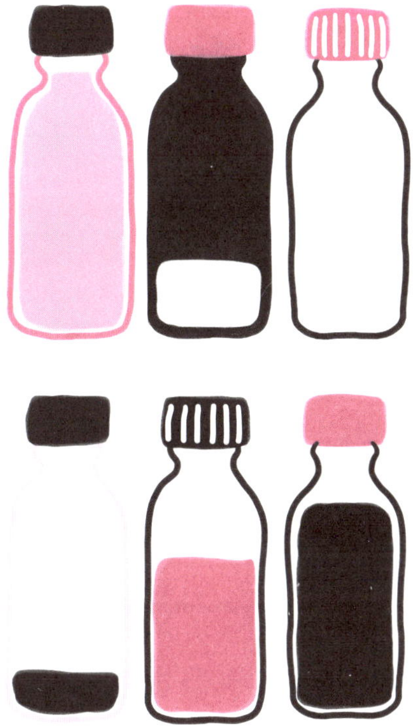

ASTUCE

Application des sérums :
1. Déposez le produit dans vos mains.
2. Chauffez-le.
3. Tapotez en pluie vos doigts sur les zones pulpeuses du visage.
4. Répartissez le sérum sur l'ensemble du visage, le cou et le décolleté.

SOS : COMMENT SOIGNER LES BOBOS DU QUOTIDIEN

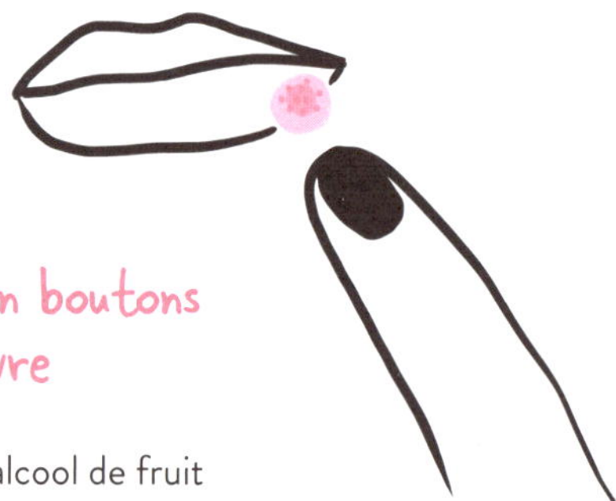

Roll-on boutons de fièvre

- 5 ml d'alcool de fruit
- 5 ml d'huile essentielle de tea tree
- 5ml d'huile essentielle de niaouli
- 5 ml d'huile essentielle de monarde
- 1 ml d'huile essentielle de menthe poivrée

EN APPLICATION AUTANT QUE NÉCESSAIRE AVEC UN CATAPLASME DE GEL D'ALOE VERA

Coups de soleil

- Cataplasmes de gel d'aloe vera
- Et application, de macérat de millepertuis + huiles essentielles de hélichryse, ciste, lavande, tanaisie, camomille noble.

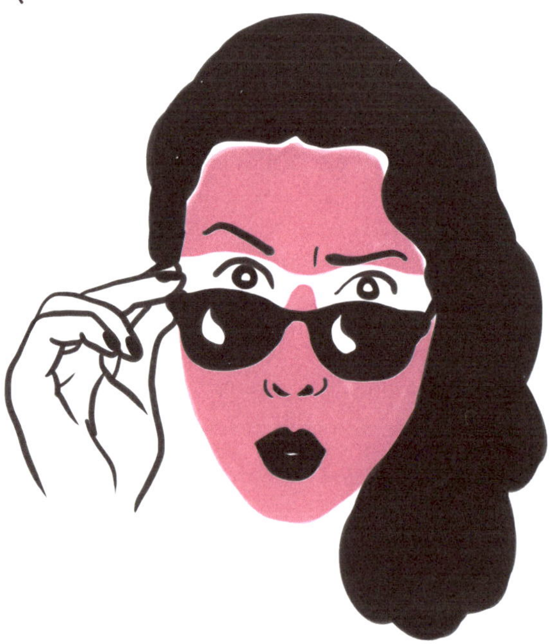

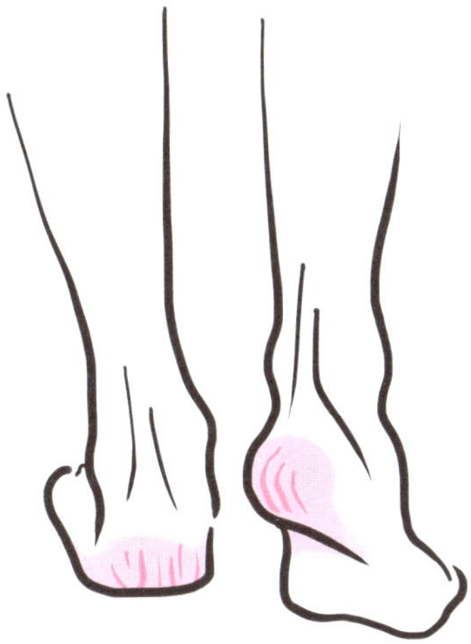

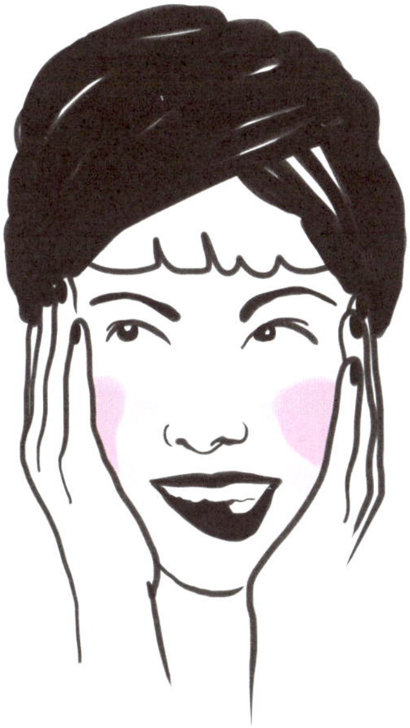

Crème rapide contre les crevasses foudroyantes des mains et des talons

- 30 ml de gel d'aloe vera
- 20 ml d'huile végétale d'avocat
- 5 ml d'huile de ricin
- 1 cuillère à café de Gellisucre (émulsifiant à froid pour préparation rapide) ou 2 cuillères à café de pastilles de cire d'abeille à faire fondre dans l'huile végétale avant d'y incorporer l'aloe vera puis les huiles essentielles
- 1 ml d'huile essentielle de ciste
- 1 ml d'huile essentielle de lavande
- 1 ml d'huile essentielle de géranium
- 1 ml d'huile essentielle d'encens

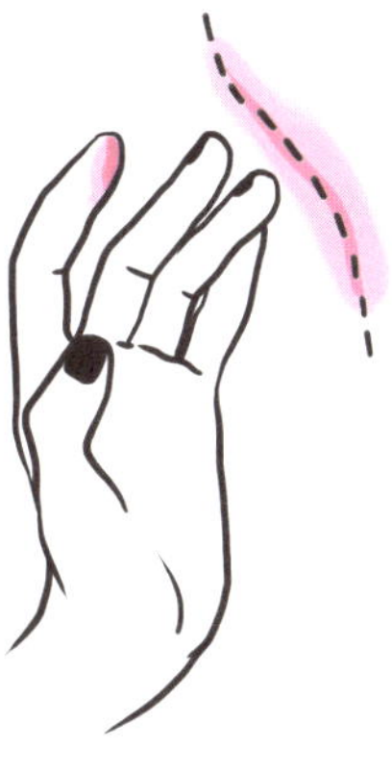

Sérum pour légers tapotements contre la couperose

- 30 ml d'huile végétale de calophylle inophylle
- 10 ml d'huile végétale de rose musquée
- 10 ml de macérat de carottes
- 5 ml d'huile essentielle de cyprès
- 5 ml d'huile essentielle de palmarosa
- 5 ml d'huile essentielle de genévrier
- 5 ml d'huile essentielle de patchouli
- 5 ml d'huile essentielle de ciste

Sérum de micromassage pour cicatrices

- 50 ml d'huile végétale d'argan
- 5 ml d'huile essentielle d'hélichryse
- 5 ml d'huile essentielle de carotte plate entière
- 5 ml d'huile essentielle de lavande
- 5 ml d'huile essentielle de géranium rosat
- 5 ml d'huile essentielle d'encens

LES AUTOMASSAGES

L'automassage facial express anti-âge

➞ Les manœuvres clés de l'anti âge sont les percussions, le pincement, les palper-rouler et le lissage + zoom ride du lion, tempes, et sillon nasogénien.

L'automassage hydratation et l'automassage éclat bonne mine

➞ Lissage, compressions, pincements, tapotements, mouvements circulaires ascendants…

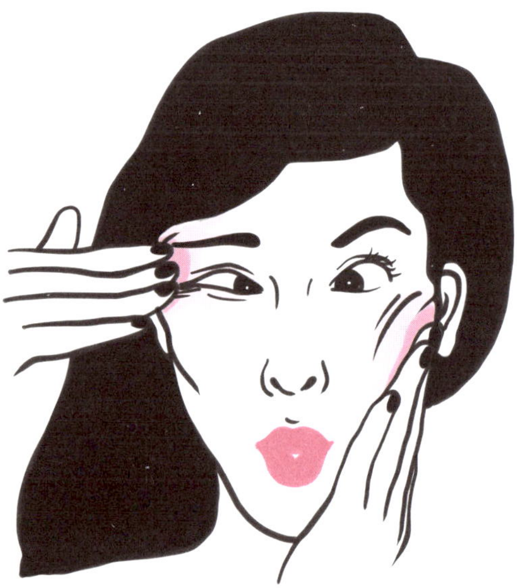

ZOOM

Comment retirer un point noir ?

1. Nettoyez vos mains et votre visage.
2. Enroulez deux mouchoirs en papier autour des index.
3. Un index se pose statique près du point noir, il est en soutien pour l'extraction.
4. L'autre index est actif : il va exercer un massage en petites pressions, progressivement de plus en plus puissantes, comme un massage appuyé, pour lentement faire venir le point noir. Il faut de la douceur et de la patience, en aucun cas on ne « presse » avec acharnement un point noir récalcitrant… Vous allez vous arracher la peau et vous faire des marques à vie !

CHOISISSEZ LES BONS ALIMENTS POUR ÊTRE BELLE !

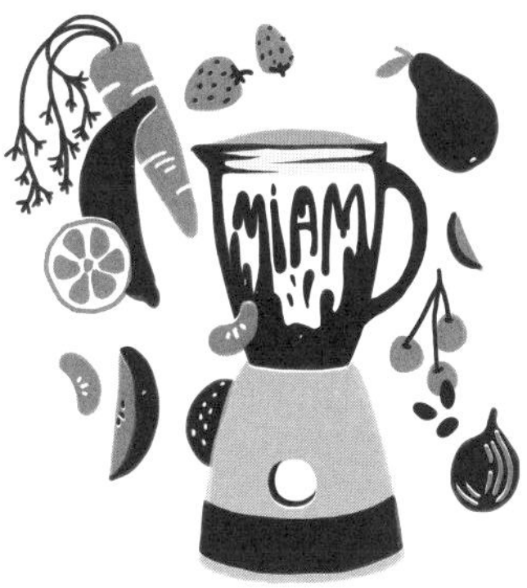

LES ALIMENTS QUI VOUS RENDENT BELLE !

y'a pas que les carottes qui font les joues roses....

LES COMPLÉMENTS ALIMENTAIRES

les petits coups de pouce pour gagner en efficacité... non, ce n'est pas de la triche, c'est naturel !

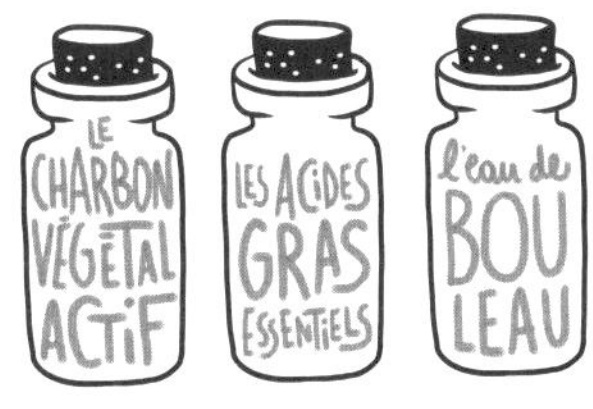

LES FRUITS ET LES LÉGUMES

5 par jours dans l'assiette.... et dans la salle de bain, ça compte aussi ?

LES ALIMENTS DE LA BEAUTÉ NATURELLE

LES ALIMENTS INCONTOURNABLES POUR UNE BEAUTÉ NATURELLE SONT, EN PREMIER LIEU, TOUS LES ANTIOXYDANTS

LES ANTI-ÂGE NUMÉRO 1

→ Fruits et légumes : poireau, oignon, ail, aubergine, raisin, baies, citrouille, mangue, abricot, carotte, persil, fruits à coque (noix, noisette…), légumineuses, poivron rouge, citrouille, mangue, agrumes, pomme, brocoli, le chou et le chou-fleur, graine de sésame, son, grains entiers, maïs, légumes à feuilles vertes (épinard, roquette, cresson…), tomate, pamplemousse rose, melon d'eau, thym, origan, kiwi, mangue, piment, avocat.

À manger frais, cueillis le plus récemment possible et crus au maximum.

→ Protéines : fruits de mer, viande maigre, viande rouge, abats, poisson.

→ Boissons : vin rouge, thé vert.

LE CHARBON VÉGÉTAL ACTIF

le plus puissant lorsque vous avez une intoxication ou un empoisonnement (qui peut vous faire bourgeonner !).

L'EAU DE BOULEAU

votre détox intérieure pour un teint éclatant.

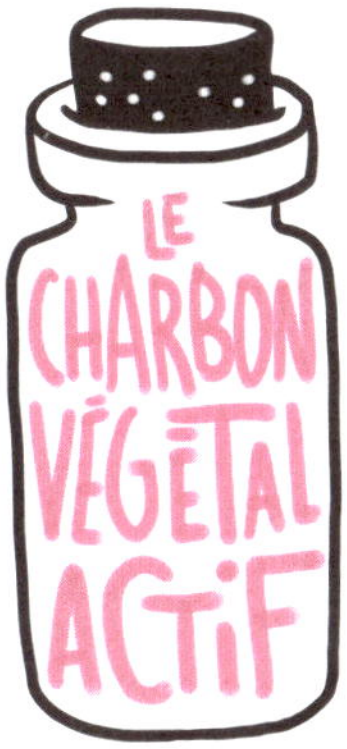

LES ACIDES GRAS ESSENTIELS

faites le plein d'Oméga 3… Ralentissez les Oméga 6 en bien trop grande quantité dans notre alimentation occidentale par rapport aux Oméga 3.

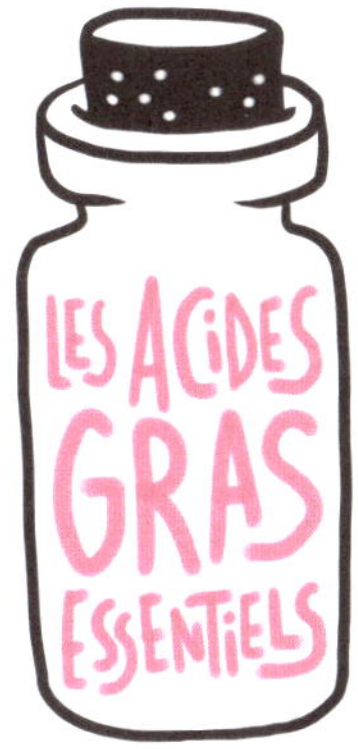

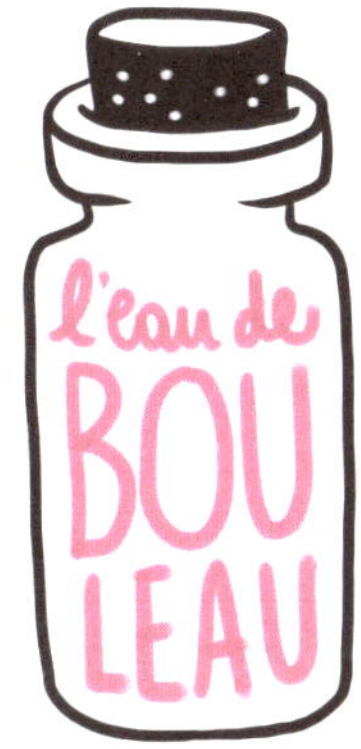

LES COMPLÉMENTS ALIMENTAIRES POUR ÊTRE BELLE

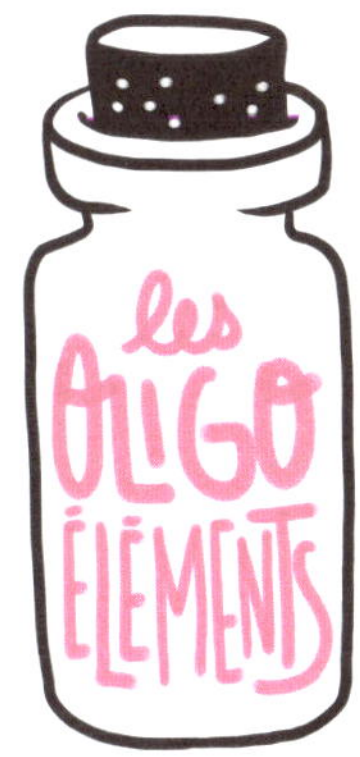

L'ALOE VERA À BOIRE ET L'EAU DE QUINTON

la super hydratation de vos cellules de l'intérieur.

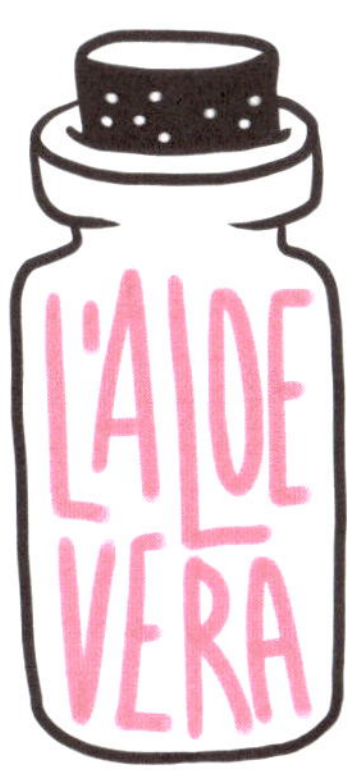

LES OLIGOÉLÉMENTS INDISPENSABLES

surtout pendant la grossesse qui est une catastrophe pour la peau : le cuivre, le manganèse, le sélénium, le silicium et le zinc

LES GOMMAGES POUR LE VISAGE

Les gommages de visage sont tout fins, délicats. Ils ne sont jamais réalisés plus d'une fois par semaine et sont toujours suivis du masque de soin qui les accompagne. Sinon vous risqueriez de ruiner le film protecteur de votre peau.

FAITES DE PETITS MOUVEMENTS CIRCULAIRES SUR LE FRONT, LES TEMPES, LES JOUES, LE MENTON, LES AILES DU NEZ...

IL EXISTE 3 TYPES DE GOMMAGES POUR LE VISAGE :

→ Les mécaniques (avec de microparticules exfoliantes).
→ Les pelables (que l'on laisse un peu sécher et que l'on fait boulocher au-dessus du lavabo).
→ Les enzymatiques ou « chimiques » (à base d'acides de fruits qui font « fondre » nos cellules mortes) qui sont top pour les taches et l'éclat !

LE GOMMAGE EXPRESS

Si vraiment vous n'avez rien sous la main et pas de temps. une cuillère à café d'huile végétale au choix dans une cuillère à café de sucre en poudre ultra fin. Gommez tout doucement votre visage...

Comment savoir que j'ai besoin de faire un gommage ?

→ Ma peau étouffe, je la sens comme sale, elle est rugueuse lorsque je la touche et un peu granuleuse... plus que d'habitude en tout cas.
→ Elle perd ses couleurs...

C'EST LE MOMENT !
Au moins une fois par semaine un bon gommage TOUJOURS suivi d'un masque (voir page 60 à 62)

EXEMPLES DE GOMMAGES POUR LE VISAGE

Avec des petites graines

- 1 cuillère à soupe d'aloe vera
- 1 cuillère à café de miel cristallisé
- 1 cuillère à café de monoï
- 1 cuillère à soupe d'eau de noix de coco
- 1 cuillère à soupe de pulpe de coco râpée
- 1 cuillère à soupe d'huile d'amande douce
- 1 cuillère à soupe de sucre roux ultra-fin
- 1 cuillère à café de miel
- 5 gouttes d'huile essentielle d'orange ou de pamplemousse

Qui bouloche

- 1 cuillère à soupe d'aloe vera
- 1 cuillère à soupe de poudre de crème de riz
- 2 gouttes d'huile essentielle de géranium

Enzymatique

- 1 cuillère à soupe de chair de papaye écrasée
- 1 cuillère à café de poudre de vitamine C acérola
- 1 goutte d'huile essentielle de citron

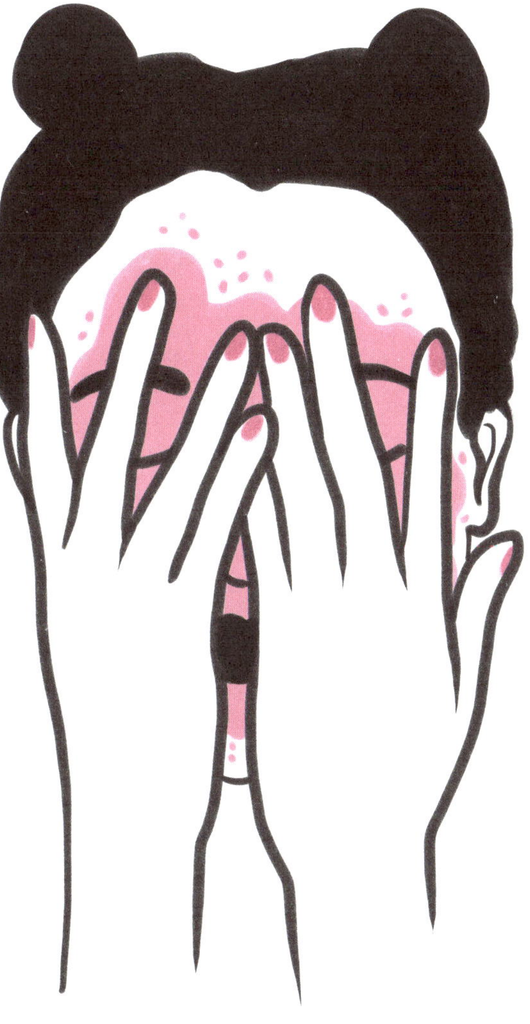

LES GOMMAGES POUR LE CORPS

LES GOMMAGES DE CORPS SONT BEAUCOUP PLUS PUISSANTS QUE LES GOMMAGES POUR LE VISAGE.

Il existe de grandes traditions ancestrales, des recettes transmises de génération en génération. En voici quelques exemples.

Le boreh balinais

version 5 étoiles luxe (chauffant, drainant, détoxifiant)

- 1 cuillère à soupe de poudre de bois de santal
- 4 cuillères à café de poudre de clous de girofle
- 1 cuillère à soupe de gingembre frais râpé
- 1 cuillère à café de poudre de cannelle
- 1 cuillère à café de poudre de coriandre
- 1 cuillère à café de poudre de curcuma
- 1 cuillère à café de poudre de noix muscade
- 4 cuillères à soupe de poudre de crème de riz
- 2 ou 3 cuillères à soupe d'huile d'amande douce

→ Mélangez tous les ingrédients jusqu'à l'obtention d'une pâte. Frottez-vous le corps avec cette pâte chauffante qu'il est possible de garder une dizaine de minutes avant de la rincer.

Le lulur javanais

LE rituel de beauté des princesses et des futures mariées

- 1 cuillère à soupe de curcuma
- 1 cuillère à soupe de poudre de bois de santal
- 2 cuillères à café de poudre de gingembre
- 4 cuillères à soupe de poudre de crème de riz
- 1 yaourt
- 1 grosse poignée de pétales de fleurs séchées concassées finement au pilon (hibiscus, jasmin, rose, frangipanier…)
- 6 gouttes d'huile essentielle de jasmin

→ Mélangez tous les ingrédients jusqu'à l'obtention d'une pâte et ajoutez-y les 6 gouttes d'huile essentielle de jasmin. Frottez-vous le corps doucement avec cette pâte aux senteurs florales et délicates. Il est possible de la garder une dizaine de minutes avant de la rincer.

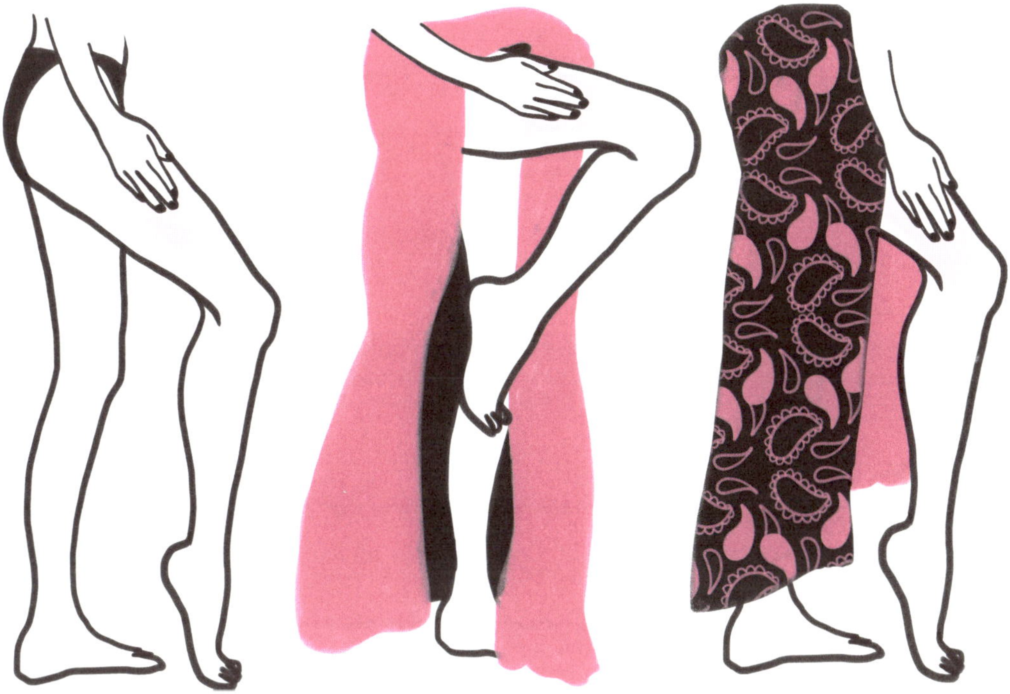

Ubtan indien

- 1 cuillère à soupe de poudre de bois de santal
- 1 cuillère à café de poudre de noix muscade
- 1 cuillère à café de poudre de cumin
- 1 cuillère à soupe d'huile de moutarde
- 1 cuillère à café de poudre de curcuma
- 3 ou 4 étamines de safran
- 3 cuillères à soupe de farine de pois chiches
- Le jus d'un citron, si vous avez la peau grasse
- 1 pot de yaourt, si vous avez la peau grasse ou normale sinon, si votre peau est sèche, 1 petit pot de crème fraîche épaisse

→ Mélangez tous les ingrédients jusqu'à l'obtention d'une pâte. Frottez-vous le corps doucement avec cette pâte aux senteurs épicées et douces. Il est possible de la garder une dizaine s de minutes avant de la rincer.

ASTUCE

Ce gommage peut être suivi d'un bain au lait (1 litre de lait entier) parfumé d'huile essentielle de jasmin (sur base de sels ou base neutre).

LES BEAUTY SMOOTHIES : VIVE LES FRUITS !

Les beauty smoothies apportent des sucres, les mucilages et la pectine superhydratants, les acides de fruits AHA exfoliants...

ILS SONT TOUS ANTI-OXYDANTS DONC... ANTI-ÂGE !

LES INCONTOURNABLES AU FIL DES SAISONS :

- Abricots, comme adoucissant
- Ananas, exfoliant et hydratant, attention aux peaux sensibles
- Avocat, nourrissant
- Banane, calmante et nourrissante
- Jus de carotte, détox, tonique, éclat, lumière, antioxydant
- Citron désincrustant, blanchissant, antitaches
- Concombre et pastèque, drainants, rafraîchissants, décongestionnants
- Figue, calmante
- Fraise, éclaircissante et antitaches, stimulante, tonique
- Fruits rouges, plus ils sont colorés plus ils sont anti-âges car anti-oxydants... Mais attention aux pigments rouges sur votre peau !
- Kiwi et papaye, superexfoliants à éviter surles peaux sensibles
- Mangue, pêche et melon, hydratants, émollients, adoucissants, nourrissants
- Orange, tout comme le citron en plus doux
- Pamplemousse, antiseptique, le meilleur allié des peaux jeunes et mixtes
- Pomme, une merveille d'exfoliant, très doux et astringent
- Raisin, votre allié détox à l'automne, tonique, anti-âge surtout le noir
- Tomate, purifiante, désinfectante, stimulante et désinfectante attention aux peaux sensibles

→ J'adore les utiliser, ils sont ludiques, apportent joie et bonne humeur, donnent un teint magnifique et vous feront passer un merveilleux moment 100 % nature !
À réduire en purée ou à mixer... et à incorporer à vos gommages « minute » ou masques de beauté « express ».

POSSIBILITÉ D'UTILISER LES JUS... MÊME SI LES FRUITS FRAIS SONT À PRIVILÉGIER.

RECETTES

Masque visage slamat malam (nourrissant)

- 2 bananes mûres écrasées
- 1 cuillère à soupe de miel onctueux

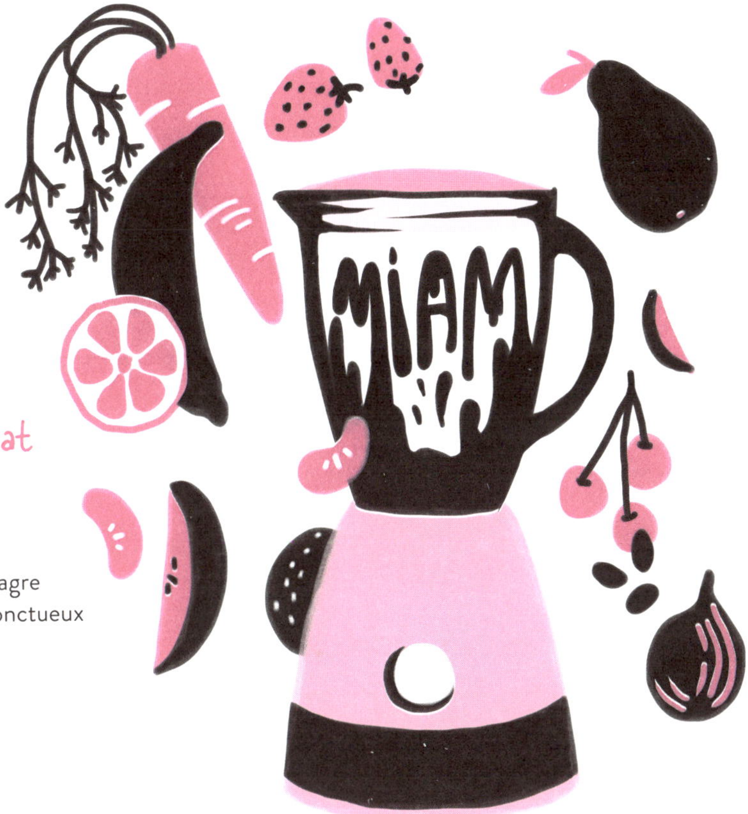

Masque visage avocat (anti-âge)

- 1 avocat mûr écrasé
- Une capsule d'huile d'onagre
- 1 cuillère à café de miel onctueux

Masque à l'ananas (clarifiant)

- 1 demi-ananas mixé
- 2 cuillères à soupe de poudre de crème d'avoine
- 1 goutte d'huile essentielle de camomille noble

Tonique aux agrumes (astringent)

- 50 % de jus d'orange ou de citron ou de pamplemousse
- 50 % d'eau florale de rose

→ À appliquer en compresses sur le visage.

Tonique coco-concombre (décongestionnant)

- ½ concombre frais mixé
- 1 cuillère à soupe d'eau de coco

→ À appliquer en compresses sur le visage et les yeux.

LES MASQUES

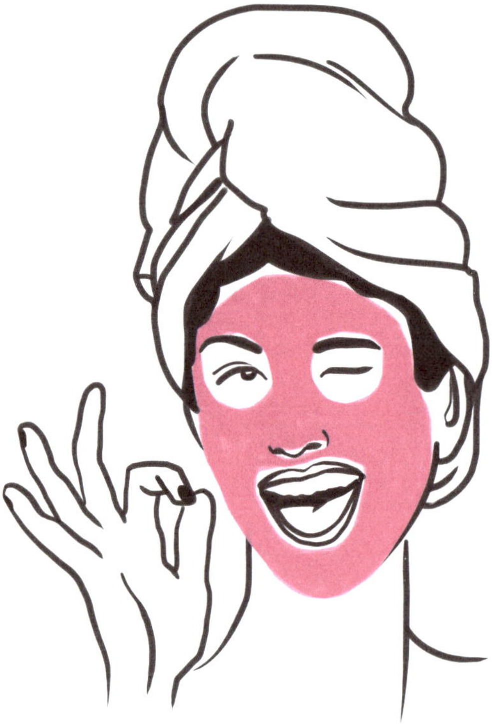

Appliquez les masques sur le visage en massant et en évitant le contour des yeux.

LAISSEZ POSER QUELQUES MINUTES SANS LAISSER VÉRITABLEMENT SÉCHER.

Masque visage au curcuma (antiseptique)

- 1 cuillère à soupe de curcuma
- 1 cuillère à soupe de yaourt

Masque visage rafraîchissant (purifiant)

- 1 cuillère à soupe de poudre de bois de santal ou d'écorce d'orange
- 1 cuillère à soupe de yaourt

Masque farine de pois chiche et citron (astringent)

- 1 cuillère à soupe de farine de pois chiche
- 1 pincée de curcuma
- 1 cuillère à soupe de yaourt
- 1 cuillère à café de jus de citron
- 1 cuillère à café d'huile d'amande douce

Masque au miel (hydratant)

- 2 cuillères à soupe de miel onctueux
- 2 cuillères à café de jus de citron

Masque gommage à l'amande (nourrissant)

- 1 cuillère à café de poudre d'amande
- 1 cuillère à café de poudre de crème d'avoine ou autre farine
- 1 cuillère à soupe d'eau de rose

→ Appliquez en malaxant du bout des doigts.

BONUS

CRÉEZ VOTRE PARFUM !

Eau de Cologne

- ⅔ d'alcool de fruits
- ⅓ d'eau florale de néroli
- 5 gouttes de chaque huile essentielle suivante : néroli, bergamote, petit grain bigaradier et géranium rosat
- 3 gouttes de chaque huile essentielle suivante : romarin à verbénone et orange douce
- 4 clous de girofle
- 4 gousses de cardamome

Laissez macérer une semaine puis filtrez.

1 – 2 – 3 JE CRÉE !

Exemple de synergie à équilibrer par vous-même :

- Lavande / lemongrass / mandarine / camomille noble
- Citron jaune / romarin / genévrier
- Lavande / camomille / encens / litsée
- Encens / cyprès / hélichryse / romarin
- Litsée / verveine / myrte verte / camomille noble
- Rose / epinette noire / marjolaine
- Mandarine / pin sylvestre / menthe verte
- Sauge sclarée / lavande / ylang-ylang
- Cèdre de l'Atlas / fenouil doux / pamplemousse

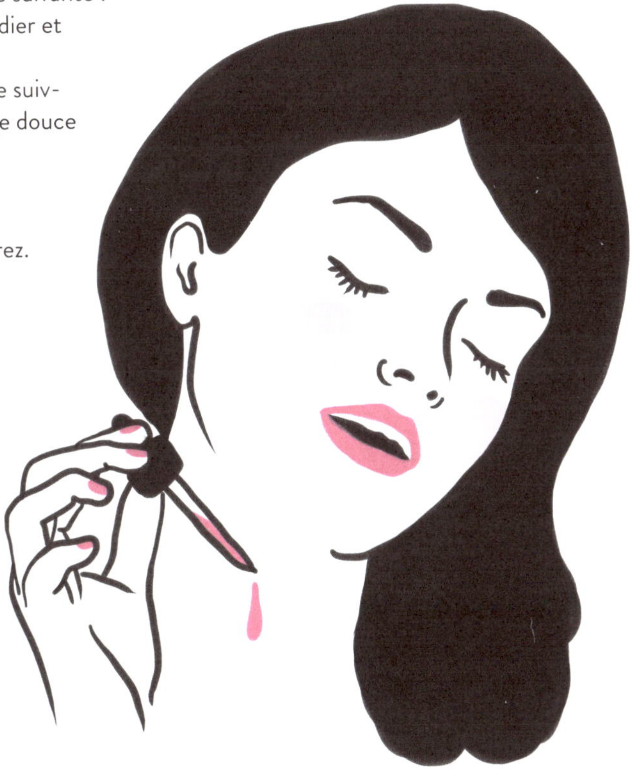

⇨ ZÉRO BLABLA, ÇA VOUS PARLE ?

RETROUVEZ DANS LA MÊME COLLECTION

ANTISTRESS
ASTUCES DE MAMIE
BIKINI
BODY SCULPT
BRÛLE-GRAISSE
CROSS TRAINING
DÉFI ANTI-GASPI
DÉFI BONHEUR
DÉFI RANGEMENT
DÉTOX
HIIT
HUILES ESSENTIELLES
MÉDITATION
MINCEUR
MINCEUR -5 KG
PILATES
RUNNING
SANS GLUTEN
SIX PACKS
TUTOS COIFFURE
VENTRE PLAT
YOGA
YOGA MINCEUR
SANS SUCRE

Isabelle Trombert est experte en massage, spa et aromathérapie. Pour transmettre son savoir-faire, elle a fondé l'École du massage de bien-être Ashimsa.
Auteure de plusieurs livres de référence sur les techniques de massage, elles est régulièrement sollicitée pour des chroniques bien-être à la radio et à la télévision.
Suivez toute son actu sur **isabelletrombert.com**

Bibliographie :

• *Massage aux pierres chaudes et aux marbres froids*, éditions Ellébore, 2008
• *Le massage amincissant*, éditions Ellébore, 2016
• *50 nuances de massage*, éditions Ellébore, 2016
• *Le massage des jambes lourdes*, éditions Ellébore, 2016
• *L'aroma-drainage lymphatique - Minceur et détox*, éditions Ellébore, 2016
• *L'aroma-drainage lymphatique - Massage anti-âge et éclat du visage*, éditions Ellébore, 2016
• *50 nuances de massage entre hommes*, éditions Ellébore, 2016

MARABOUT s'engage pour l'environnement en réduisant l'empreinte carbone de ses livres. Celle de cet exemplaire est de : 500 g éq. CO_2
Rendez-vous sur www.marabout-durable.fr
PAPIER À BASE DE FIBRES CERTIFIÉES

Achevé d'imprimer en octobre 2017, sur les presses de Macrolibros en Espagne pour le compte des Éditions Marabout (Hachette Livre), 58 rue Jean Bleuzen Vanves Cedex.
Dépôt légal : janvier 2018 - 3549017 - 978-2-501-12692-2